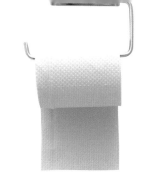

腸(장)이
살아야
내가 산다

- 유산균과 건강 -

저자

김동현 · 조호연

腸(장)이 살아야 내가 산다 – 유산균과 건강

초판인쇄   2015년 9월 7일
초판발행   2015년 9월 14일

지은이   김동현 · 조호연
펴낸이   정동명
펴낸곳   (주)비즈엠디 도서출판 정다와
주소   서울시 서초구 동광로 10길 2 덕원빌딩 3층
전화   02) 3481-6801
팩스   02) 3481-6805
홈페이지   www.kmpnews.co.kr
디자인   김희선
교열   정지은
인쇄소   천일인쇄사

출판신고번호   2008-000161
ISBN   978-89-6991-005-9

腸(장)이 살아야 내가 산다

- 유산균과 건강 -

의학의 발달로 인간의 기대 수명은 점차 늘어나 100세 시대를 바라보고 있습니다. 하지만 고령화가 빠르게 진행되고 있는 우리나라의 실정을 볼 때, 수명의 연장이 과연 행복한 미래를 보장할 수 있을지는 미지수입니다. 특히 치매, 당뇨, 뇌졸중 등 심각한 노인질환이 빠르게 증가하면서 엄청난 사회적 비용이 드는 것은 물론, 국민의 삶의 질은 점차 떨어져가는 현실입니다. 그러기에 단순히 생명 연장을 위한 노력뿐 아니라, 질병 없이 행복한 삶을 영위할 수 있도록 사회적 관심이 형성되어야 할 것입니다.

요즈음 건강에 대한 관심을 갖고 정기적으로 건강검진을 받고, 운동을 하며 건강에 좋은 식품을 섭취하는 등 건강관리에 열심인 사람들이 늘어나는 것은 매우 바람직한 일입니다. 한편 정확한 의학적 근거 없이 소문에 의존하여 무분별하게 식의약품을 섭취하는 것은 문제라 할 것입니다.

저도 얼마 전부터 아내의 권유로 유산균을 섭취하고 있으나 그 의학적 근거나 효용에 대해 알지 못하였지만 이번에 유산균과 건강의 관계를 과학적으로 설명하는 이 책이 발간되어 관련 정보를 얻을 수 있게 되었습니다. 여러분들도 일독(一讀)하셔서 정확한 정보를 파악해 보시길 권합니다.

김황식 _ 전 국무총리

대한민국 경제가 안 좋습니다. 메르스 파동, 그리스 사태 등으로 주가가 폭락하고 성장률도 3%를 하향할 전망입니다. 전 세계 유례 없는 고속성장으로 선진국 대열이 눈앞에 있던 상황에서 대외여건의 악화가 몰고 올 파장 때문에 불안감이 커지는 요즈음입니다. 특히 선진국들의 양적 완화와 환율 전쟁 탓에 대한민국의 경제는 성장의 동력을 잃어가는 듯 보입니다. 이럴 때일수록 국민 통합의 의지를 키우고 신성장 먹거리 개발에 집중해야 할 것입니다.

오늘날 세계 경제의 축은 기간산업에서 첨단 바이오산업으로 이동하고 있습니다. 다행스러운 것은 '창조경제'를 기반으로 한 국내 제약·바이오 업종에서 발 빠른 행보를 보이고 있다는 점입니다. 대형 제약사를 중심으로 신약개발 및 글로벌 진출이 활발해지고, IT 기술이 융합된 헬스케어산업이 신성장동력으로 자리 잡고 있으며, 그동안 육성해 왔던 바이오벤처산업에서 성과가 가시화 되고 있습니다.

특히 전통발효기술을 십분 활용한 미생물제제에 대한 연구개발의 속도는 오히려 선진국을 능가할 정도로 활발해 상당히 고무적입니다. 그동안 인류의 건강 증진과 수명 연장에 케미컬 제제가 역할을 해왔다면 앞으로는 바이오시밀러 또는 생물학적 제제로 자리 바꿈 할 것이 명료합니다.

최근 들어 천연물 신소재의 가치가 부각되고 있음을 물론, 치료 중심에서 예방의학의 관심이 늘어가면서 장내미생물에 대한 연구와 상품 개발이 활발해지고 있습니다. 맞춤형 의학과 면역학에 대한 관심은 건강 증진의 이정표로 자리매김 할 것입니다.

최근 우리 주위에서는 유산균 복용을 통한 피부질환 치료 사례가 많이 목격되고 있습니다. 환부만 치유하는 기존 의료방식에서 벗어나 장내 면역력을 키워 치료한 케이스가 아닌가 싶습니다.

아무튼 금번 출간되는 이 책이 국민건강에 이바지하고 희망찬 미래를 설계하는데 큰 도움이 되었으면 합니다.

김영배 _ 한국경영자총협회 부회장

우리나라에 유산균이 산업적으로 소개된 것은 1971년도의 일입니다. 그 당시에는 균은 모두 나쁜 것으로 인식되어 어떻게 균을 팔아먹을 수 있느냐고 항의가 많았다고 합니다. 오늘날 유산균이 널리 보급되어 국민건강에 크게 기여하고 있으니 격세지감을 느끼게 됩니다.

유산균은 인류의 탄생과 더불어 인류의 건강을 지켜온 도우미로 인식되기 시작했습니다. 때문에 과학문명이 고도로 발달된 오늘날에도 인간과 프로바이오틱스의 상호 관계를 밝히는 연구가 집중 조명을 받고 있습니다. 그러나 전문가가 아닌 일반 소비자가 쉽게 프로바이오틱스를 이해하고 활용할 수 있는 지침서가 없어서 항상 아쉬운 터였습니다. 특히 항생제 오남용, 가공식품의 범람, 스트레스 지수 급등 등으로 한국인의 장 건강이 우려되는 상황에서 이같이 좋은 책이 발간되었다는 점은 고무적인 일입니다.

'장이 살아야 내가 산다.' 이 책은 장 건강의 중요성과 유산균이 왜 현대판 불로초인지를 명쾌히 밝히고 있습니다. 이 책을 통해서 많은 분들이 건강을 되찾을 수 있는 계기가 되길 바랍니다.

허철성 _ 서울대학교 국제기술대학원 교수

좋은 유산균이란 어떤 유산균일까?

김동현 _ 경희대학교 약학대학 교수

　사람은 살아가기 위해 기본적으로 의식주가 필요합니다. 이 중에서 생명을 유지하는 원천인 '식(食)'이 가장 기본입니다. 식을 구성하는 요소는 탄수화물, 단백질, 지방, 핵산 등입니다. 이 구성요소들로 이루어진 음식물은 그 종류도 다양합니다. 그럼에도 불구하고 얼마 전까지 음식물에 상관없이 우리가 필요한 요소만을 먹으면 충분할 것이라고 생각했습니다. 쌀을 예로 들어보면 쌀에서 필요한 것은 탄수화물, 특히 포도당이었습니다. 그러나 이 포도당만을 먹으면 어떤 일이 일어날까요? 대사성질환에 걸리기 쉽습니다. 하지만 현미로 먹거나 다른 곡물들과 섞어서 먹게 되면 부족하기 쉬운 영양분도 보충해 줄 수 있고, 한꺼번에 과다하게 흡수되는 포도당도 줄여줄 수 있습니다. 이런 이유로 우리가 먹어온 음식물들을 보면 우리들의 미래 건강을 짐작해볼 수 있습니다.

　우리는 건강하게 살아온 사람들을 보면서 그들이 먹어온 음식물을 생각해볼 필요가 있습니다. 그들을 보며 부족한 부분들을 채워간다면, 보다 건강하게 우리 삶을 살아갈 수 있기 때문입니다. 전세계적으로 잘 알려진 장수촌인 코카서스나 훈자 지방, 오키나와와 유주하라 마을을 보면 우리의 식생활을 어떻게 해야 할지 알 수 있을 것입니다. 이 마을 사람들은 소식하고, 편식하지 않고, 발효식품을 먹는다는 공통점을 갖고 있습니다. 게다가 농사를 지으면서 적당한 운동을 함께 합니다. 이런 마을을 '블루존'이라고 부릅니다.

그런데 최근에 이 마을들이 장수촌인 블루존에서 제외될 위기에 놓였습니다. 그 중에서 오키나와를 보면 생각해야 할 바가 많다는 것을 느낄 것입니다. 오키나와의 노인층은 타지역에 비해 대사성질환도 적고 건강합니다. 이에 반해 젊은이들은 대사성질환으로 고생하는 사람이 타지역과 다르지 않습니다. 오키나와 노인들은 발효식품을 포함한 슬로우푸드를 많이 섭취하고 있는데 반해 젊은이들은 패스트푸드의 섭취가 높기 때문입니다.

우리나라의 장수촌을 조사한 결과에 의하면 역시 발효식품의 섭취가 대도시 사람에 비해 높은 것을 알 수 있습니다. 이런 이유로 건강한 장수를 기대할 수 있는 가장 대표적인 식품으로 발효식품을 이야기하는 것입니다. 이 발효식품의 가장 유용한 요소가 프로바이오틱스입니다. 그래서 발효식품을 대신하기 위해 많은 프로바이오틱스들이 상품화 되었고, 계속해서 상품화가 진행되고 있습니다.

그러나 원래 기대했던 것처럼 프로바이오틱스가 건강에 도움이 되도록 복용하고 있는지는 생각해볼 필요가 있습니다. 가장 흔한 일이 좋은 유산균을 설탕과 함께 복용하는 것입니다. 만약 이런 경우라면 그 효능이 기대한 것보다는 높지 않을 수 있습니다. 먹지 않는 것보다는 낫겠다고 생각하겠지만 그렇지 않을 수도 있는 것입니다. 그렇다면 좋은 유산균인 프로바이오틱스를 건강하게 먹을 수 있는 방법은 무엇일까요?

유산균은 모두 같지 않습니다. 그러므로 어떤 유산균에 어떤 효능이 있는지 알고 먹는 것이 좋습니다. 그동안 우리는 유산균이라는 이름에 현혹되어 좋은 유산균이 무엇인지 고민해보지 않고 넘어간 것은 아닌지 생각해볼 필요가 있습니다. 이런 이유로 저는 유산균에 관심 있는 독자들에게 지금까지 연구되어온 유산균들과 유산균의 역할을 체계적으로 알리기 위해 이 책을 집필키로 했습니다.

유산균의 효능을 이해하기 위해서는 가장 먼저 우리 소화관에 서식하고 있는 미생물들인 장내세균군집을 이해해야 할 것입니다. 때문에 이 책은 우리 몸에서 건강을 좌우하는 장내세균의 세계를 소개하고 이어서 이들과 유산균의 효능과의 관계를 설명하는 식으로 구성되었습니다.

끝으로 이 책이 나오기까지 출판을 도와주신 도서출판 정다와 정동명 대표님께 감사 드립니다.

진정성에 도전하다

조호연 _ CTC 바이오 대표이사

2008년도 우연히 유산균을 접하게 되었다. 유산균 제품이 많지 않았고, 발효유가 유산균의 대명사로 인식되던 때였기에 제대로 된 개념도 없었다.

어느 날 코엑스로부터 연락이 왔다. 벤처기업 육성차원에서 전시 부스를 무료로 제공하겠으니 상품을 출품하라는 것이다. 당시 우리 회사 CTC 바이오는 B to B가 중심이었기 때문에 출품할 상품이 마땅치 않았다. 고민을 토로하니 기회를 줄 때 기업 홍보라도 하라는 것이다.

긴급 임원회의를 소집했고, 때마침 개발팀에서 인체의약품용 유산균 원료가 있으니 스틱으로 만들어 전시하자는 결론이 났다. 이왕이면 좀 더 적극적으로 참여해보기로 했다. 치밀한 전략으로 실행한 것은 아니나 시제품을 만들어 샘플을 나누어주며 이틀간의 전시를 무사히 마쳤다. 보름쯤 지난 후, 전시를 주관했던 직원이 중요한 일이라며 보고를 했다. 이것이 시작이었다.

"사장님, 지난 전시회 때 우리 샘플을 가져갔던 한 분에게서 전화 연락이 왔었는데요, 글쎄 우리한테 유산균을 사겠다는 거예요. 판매용 제품은 아직 없다니까, 샘플 나누어준 것은 뭐냐며 한사코 빨리 만들어서라도 달라고 떼를 쓰는 게 아니겠어요? 자초지종을 알아보니까, 그 분이 10년 간 과민성대장염을 앓아왔는데 백약이 무효하던 고질병이 우리 유산균 제품 샘플을 먹고 차도가 생겼다는 거예요."

순간 가슴이 뛰었다. 나도 그 시기에 과민성대장염으로 고생하던 중이었는데 생각이 거기에 미치지 못했었기 때문이다. 별다른 처방이 따로 없었던 질환이기에 새삼스럽게 관심을 가질 수밖에 없었다.

"그 때 샘플이 좀 남아있나? 그 분께 샘플을 빨리 더 보내드리고 나도 몇 개 줘봐."

당시 나의 대장 상태는 다소 심각했었다. 아침에는 물만 먹어도 설사를 하는 경우도 있었고, 그럴 때마다 아무것도 먹지 못했다. 저녁에 맥주라도 한 컵 마시면 다음날 화장실에서 전쟁을 치렀다. 토끼 똥의 변비가 오기도 했고, 괴로움의 반복이었다. 해외 출장 중에는 그 괴로움이 배가 되었다. 변기 물을 내려도 끈적끈적한 변은 물과 함께 빨려 내려가지 않았다. 항상 뱃속에 가스가 차 음식을 먹지 않아도 더부룩한 느낌을 받았고, 고약한 방귀 냄새 때문에 남의 눈치를 보지 않을 수 없었다. 복통마저 심해 대장암이 아닐까 하고 걱정도 많이 했었다.

발효유 먹던 것을 당장 중단하고 나도 그 샘플 유산균을 먹기 시작했다.

닷새 징도 지났을까? 지금까지 속을 끓이던 내 장이 거짓말처럼 달라졌다. 아침에 날아갈 듯 상쾌했다. 굵고 기다란 황금색의 쾌변, 세상을 새롭게 사는 기분, 그 느낌은 지금도 잊혀지지 않는다. 달라진 것은 갑작스레 만든 유산균을 먹었다는 것밖에 없었다. 이럴 수가!

변화를 느낀 아침 일찍 출근하자마자 유산균 박사 임원을 불렀다. 유산균을 통한 내 몸의 변화를 이론적으로 설명할 수 있는지를 물었다. 체계적인 설명을 듣고 그제야 처음 알았다. 보이지 않는 내 장 안에 굉장한 생태계가 작동하고 있고, 설사와 변비 등 장 트러블은 유해균이 득세한 결과인 것을.

그 때 이후 나는 하루도 빠짐없이 7년간 유산균을 장복 중이다. 유산균을 통하여 과민성대장염을 말끔히 치유했음은 물론, 여러 가지 체질변화 과정을 거치며 건강을 얻었다. 이것이 유산균 사업을 시작하고 이 책을 내고자 한 가장 중요한 이유이다. 이 샘플 체험이 내게 직접 가져다 주었고, 아직도 신통하게 생각하는 큰 변화 두 가지를 가감 없이 공개한다.

한 가지는, 똥오줌 가린 이후로 오십 년이 넘는 삶을 살아오면서 내가 오랫동안 기피해온 식품과 관련된 것이다. 바로 복숭아다. 초등학교 5학년 시절 이후 입에도 대지 못했던 복숭아와의 안 좋은 인연이다. 몇몇 분들은 공감하시는 분들도 계실 텐데 상상만 해도 두드러기가 나고 역겨움을 느꼈었다. 식체 후 지독한 복숭아 알레르기가 생겼던 것이다. 오죽하면 택시를 탄 후 복숭아 방향제 향에 역겨움을 느껴 도중에 하차한 경우도 있고, 심지어 대학 신입생 땐 선배가 따라주는 복숭아 샴페인을 모르고 마시다 선배의 얼굴에 토하는 엄청난 실수도 있었다.

이러던 내가 3년 전부터는 복숭아도 먹게 되었다. 내 몸이 복숭아를 자연스럽게 받아들일 정도로 체질이 바뀌어 버린 것이다. 정말 거짓말 같은 사실이다. 항암치료를 받는 암환자들이 평소 먹지 않던 청국장 등 발효음식을 찾게 되는 현상처럼, 습관에 철저히 통제를 받던 내 몸이 유산균의 힘에 의해 체질마저 변화시킬 수 있음을 알게 되었다.

또 다른 큰 변화는 내 몸에 항염 작용이 생긴 것이다. 유산균 복용 이전에는 몸의 여기 저기 생기는 염증 때문에 꽤 고생하고 있었다. 젊은 시절부터 유독 심하던 여드름 때문에 힘들었는데, 점차 염증이 번져 엉덩이에까지 수

시로 발생했다. 특히 과음, 과로를 하면 예외가 없었기에 사업을 하는 나로서는 여간 불편한 것이 아니었다.

2008년 처음 샘플 유산균을 접할 당시에도 의사로부터 수술 권유를 받았고 수술 날짜까지 정해 놓은 상태였다. 그런데 유산균을 꾸준히 복용하고 나서부터는 치루라 불리는 엉덩이 염증이 사라졌다. 크게 한 번 성이 나면 수술치료를 해야만 한다는 병이 자연 치유된 것이다. 지금은 과음을 해도 숙취로 고생하는 경우가 거의 없다. 때마다 찾아오던 감기도 잘 걸리지 않는 것 같다. 당연히 우유를 먹어도 설사를 하지 않는다.

내 개인적인 경험이 아주 소중하다는 생각에 글이 길어졌다. 하지만 어떤 분들은 매우 궁금하게 생각하실 것이다. 그렇게 좋은 유산균이 있다면 빠르게 입 소문을 타고 전파되어야 마땅할 것이 아니냐고. 사람은 각자 다른 체질을 가졌는데 유산균이 보편적 효과를 기대할 수 있는 건강식품 소재가 될 수 있는지? 이제 그 해답을 이 책을 통해 풀어보고자 한다.

그동안 신념을 가지고 유산균을 사업화 하고 있으나 많은 애로와 시행착오가 있었다. 소비자를 직접 상대하는 사업을 하지 않았기에 겪을 수밖에 없는 복잡한 유통 등의 문제, 그로 인한 소비자의 현실적 부담, 유산균에 대한 편견과 몰이해 등이 주요 원인이었다. 이제 환경이 많이 바뀌었다.

종편 방송과 홈쇼핑 등에서 유산균에 대한 메시지가 늘고, 소비자의 인식도 조금씩 바뀌어 유산균 시장은 매년 30%씩 성장 추세를 이어가고 있다. 향후 난공불락의 건강식품 1위인 홍삼을 추월할 수 있는 유일한 건강기능식품으로까지 각광을 받고 있다. 시장의 파이가 커지면 단기 이익을 노리는 엉터리 마케팅도 횡행하는 법, 기술적 차별성과 과학적 기반도 없이 뛰어드는 장사꾼들로 인해 피해를 입는 소비자들이 많아질까 하는 걱정도 있다.

나의 치부를 드러내는 경험담을 굳이 언급한 까닭은 국민건강 증진을 위한 진정성을 가져야 한다는 신념이 생겼기 때문이다. 상품만 파는 사업가가 아니라 이 시대를 살아가는 한 사람으로서 내가 하는 일들이 소비자들 모두에게 보다 커다란 건강을 드릴 수 있다는 작은 사명감이 생겼다고나 할까. 내 경험을 넘어서 유산균에 대한 체계적이고 올바른 지식을 가지고 더욱 건강해지는 선택을 할 수 있도록 도움을 주어야만 한다는 생각에까지 이르렀다.

이 책을 만들면서 얻은 몇 가지 소신을 감히 풀어본다면,

첫째, 단순히 사업을 넘어 그 결과에 대한 진정성과 사명감 그리고 책임을 가져야만 성공한다.

이십여 년간 사업을 해오면서 느낀 점이 있다. 기업은 돈을 벌기 위해서만 존재하는 것이 아니다. 이익을 추구하기 전에 사회적 책임을 다하고 고객과 주주, 그리고 종업원들에게 신뢰와 만족을 먼저 제공한다면 물질적 부는 부수적으로 따라올 뿐이다. 내가 하고 있는 건강분야의 사업은 더욱 그렇다. 눈 앞의 이익에 급급하여 소비자의 신뢰를 저버리는 전략을 취할 경우 회사의 미래는 없다. 끊임없는 소통을 통해 소비자들과 공감대를 형성해가고, 투명한 가치와 만족을 제공해 나감으로써 사랑과 존경을 받는 기업으로 거듭날 것을 다짐해본다.

둘째, 현대인들에게 꼭 필요한 건강 소재 즉, 유산균을 모든 사람들이 복용하는 시대가 열린다.

100여년 전 메치니코프는 장수의 원인이 유산균에 있음을 주장했다. 그동안 미생물학의 발달로 인체 내 유익균의 역할이 속속 밝혀지고 발효공학의 혁신이 이루어지면서 인류의 건강과 장수에 결정적 도움을 줄 수 있는 제품이 탄생하게 되었다. 20세기가 항생제의 시대였다면 21세기는 생물학적 제

제가 그 바통을 잇게 될 것이다.

헨리포드는 마이카시대를, 빌 게이츠는 PC시대를 예고하고 실현했다. 이제는 유산균의 시대가 열림을 조심스레 예측해 본다.

셋째, 미래의 맞춤형 건강의학시대에 유산균은 커다란 기여를 할 것이다.

과학의 발달은 인간의 게놈 지도를 완성하고 본격적인 맞춤형 의학의 시대를 열었다. 지금까지 예방보다 조기 진단과 치료에만 치중했던 의학이 유산균을 통해 새로운 이정표를 만들어 갈 것이다. 내 몸의 장내 미생물균군집의 변화를 통해 장의 건강을 진단하고 처방하는 본격적 맞춤형 시대의 서막을 열어가리라 믿는다. 이에 발맞추어 나는 최선의 노력을 다할 것이다.

국민건강을 책임진다는 사명감과 긍지를 갖고 유산균 개발에 선봉의 역할을 맡고 싶다. 결국 '건강=행복'이란 등식을 사업을 통해 실천하고, 모든 사람들에게 신뢰와 만족이란 가치를 선사하고 싶다.

끝으로 이 책의 편찬에 도움을 주신 모든 분들께 감사 드리고, 이 책을 통해 보다 많은 분들이 만족스런 삶과 건강을 얻게 되었으면 한다.

목차

문제 해결의 접근법

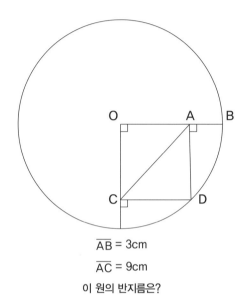

$\overline{AB}$ = 3cm

$\overline{AC}$ = 9cm

이 원의 반지름은?

이 문제는 1970년대 초, 일본 동경대학 입학시험 문제이다. 수학에 자신 있는 분들은 한 번 풀어 보시기 바란다.

그런데 어찌 이상하지 않은가? 피타고라스 정리, 삼각함수, 이차방정식 등 공식으로는 풀리지 않는다. 문제가 잘못된 건 아닌지? 대부분의 사람들은 동경대 입시문제기 때문에 지레 겁을 먹을 것이다. 몇 차례 시도해보고 포기하는 사람들도 있을 것 같다.

그러나 이 문제는 초등학생들도 풀 수 있다. 위에 거론한 수학공식을 전혀 몰라도 풀 수 있다는 얘기다. 해답을 공개하겠다. 원의 중심 O에서 D까지 선을 그어보라. $\overline{OD}$의 길이는 얼마인가? 두말할 것 없이 9cm이다.

그렇다. 이 원의 반지름은 9cm인 것이다.

이렇게 간단히 풀 수 있는 문제가 왜 안 풀렸을까? 푸는 방식이 틀렸기 때문이다. 대부분의 사람들은 $\overline{AB}$의 길이가 3cm인 것에 착안하여 $\overline{AO}$의 길이를 산출하려고 한다. 이것이 바로 함정이었다.

우리의 일상생활 속에서도 이와 유사한 함정이 많이 도사리고 있다. 쉽게 갈 수 있는 길이 있음에도 수많은 시행착오에 빠진다. $\overline{AB}$라는 고정관념이 있기 때문이다. 우리는 자신만의 이론과 고정관념에 빠져 사는 헛똑똑이를 많이 본다. 역사적인 사실에서도 헛똑똑이를 적잖이 관찰할 수 있다.

영국이 인도를 지배하던 시절, 인도 전역에서 코브라에 물려 죽는 사람이 많았다. 사회문제가 되자 대영제국 인도 총독부는 묘안을 짜냈다. 코브라를 잡아 오는 사람들에게 후한 상금을 주겠다고. 코브라 대가리를 잘라오면 마리당 돈으로 보상하는 정책이었다. 처음에는 이 정책이 성공적인 듯이 보였다. 잡아오는 코브라 수가 점차 증가했기 때문이다. 총독부는 혐오스런 뱀이 조만간 사라지리라는 기대로 아주 좋아했다. 그러나 정책을 실시한지 수년이 지나도 잡아오는 코브라의 수가 줄어드는 것이 아니라 오히려 증가했다. 기이하게 생각했던 총독부가 그 이유를 알아보니 놀라운 사실이 발견되었다.

인도 시민들이 처음에는 코브라를 잡기 위해 집 주위는 물론 산과 들을 온통 뒤졌다. 때문에 코브라의 숫자는 점점 줄어갔다. 당연히 짭짤하던 돈 벌이도 줄어들었다. 인도 시민들은 가만히 있지 않았다. 집집마다 코브라를 사육했고, 키운 것을 잡아서 보상을 받았던 것이다. 아연실색한 총독부는 결국 코브라 정책을 포기했고, 그 결과 사람들이 집에서 키우던 뱀을 버린 탓에 코브라 수가 정책을 펼치기 전의 수십 배로 증가했다.

앞선 수학문제로 되돌아가보자. 어렴풋하게 수학이론과 공식으로 무장한 헛똑똑이는 문제 해결에 진전을 보지 못한다. 그러나 '직사각형의 마주 보이는 대각선의 길이는 같다' 라는 단순한 명제를 이해하는 사람들은 오히려 쉽게 풀 수 있다.

'자연은 절대로 거짓말을 하지 않는다' 라는 명제를 이해한다면 수학문제의 $\overline{AB}$의 함정에 빠져들지 않는다. 위에서 언급한 역사적 시행착오도 $\overline{AB}$의 함정에 빠진 결과이다.

우리 현대인들은 갈림길에 놓여있다. 풍요로운 세상을 만들기 위해 자연을 어떻게 활용하느냐에 따라 인류의 존폐가 달려있다. 인류에게 수많은 혜택을 부여한 듯한 물질 문명조차도 지나고 나면 환경 파괴라는 부작용을 낳았다. 항생제의 오남용이 슈퍼 박테리아를 출현시켰고, 화석연료의 분별없는 사용이 자연재해의 원인이 되지 않았는가? 고정관념과 편견 그리고 선입관으로부터 벗어나 진실을 탐구하고 올바른 솔루션을 찾아가는 길이 우리의 몫이다. 특히 건강 분야는 사명감을 갖고 개척해 나가야 할 분야이다. 얼마나 오래 사는지가 관건이 아니라 삶의 질을 생각해보고, 심신의 건강, 사회적 건강에 관심을 가져야 할 때다.

최근 미생물에 대한 연구가 전세계적으로 활발하다. 그동안 미생물은 모두 인류의 적으로 받아들였다. 우리의 장(소화관) 속에 미생물이 인간과 공생하면서 인간의 삶을 보다 건강하게 유지시켜주고 있음을 안지는 얼마 되지 않는다. 인류의 건강 문제를 해결할 수 있는 최첨단 과학이 미생물을 통해 전개되고 있다는 사실은 무척 고무적이다. 이 책을 통해 미생물과 인간의 공생의 비밀을 알게 되는 그 순간, 어려운 수학문제를 푼 것처럼 짜릿한 전율을 느끼게 될 것이다.

당신의 장,
안녕하십니까?

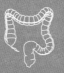

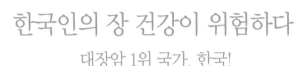

한국인의 장 건강이 위험하다
대장암 1위 국가, 한국!

2014년 황정민 주연의 영화 '국제시장' 이 사회적으로 커다란 화제를 일으켰다. 이 영화는 격동의 시대를 살아왔던 한국인들의 현주소를 잘 보여준다. 우리나라는 전쟁을 치른 세계 최빈국에서 GDP기준 세계 15위의 경제대국으로 성장하면서 세계 어느 나라에서도 경험하지 못한 압축성장을 해온 나라이다. 이 사실을 우리 모두가 자랑스러워하고 있지만 한편으로는 계층 간 갈등의 폭은 더 심화되었고 행복 지수 또한 떨어져 가는 중이다.

1996년 OECD 가입 이래 가입국가들 간의 통계지표를 살펴보면 대한민국의 현실이 결코 녹록지 않음을 알 수 있다. 불행하게도 우리의 행복 수준은 최하위이다. 대표적인 불명예 기록을 보면 자살률, 이혼율, 교통사고 사망률, 음주운전, 강간, 고아 수출, 산업재해, 저출산, 학업스트레스, 위암 사망률, 간암 사망률 등에서 1위를 차지하고 있다.

특히 선진국 질병으로 알려진 대장암 발병률에서도 세계보건기구(WHO)의 2012년 발표자료에 따르면 우리나라가 세계 1위를 차지하고 있어 충격적

그림1. 국가별 대장암 발병률

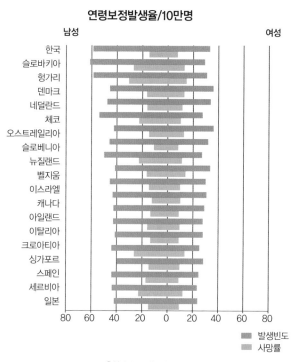

연령보정발생율/10만명

출처: International agency for Research on cancer, WHO, 2015

이다. 대한대장항문학회가 최근 발표한 자료에 따르면 해마다 약 7%씩 증가하는 추세다. 이대로라면 10년 후에는 대장암 환자가 지금의 2배 가량 늘어날 것이다. 진단기술이 발달하면서 대장암의 조기 발견율이 높아져 그렇다고 위안받을 수 있으면 좋겠으나 그렇지 못하다. 대장암 발병률은 2008년에는 세계 4위였으나 4년 만에 슬로바키아와 헝가리, 체코를 제치고 세계 1위로 올라섰다.

대장암은 육류를 주식으로 하는 서양 사람들에게 주로 발병하며 십 년 이

그림2. 국민 1인당 연간 육류 소비량 변화(1970~2012)

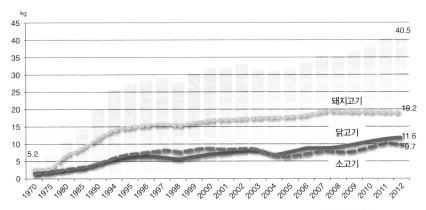

출처: 농심축산식품부, 2013

상의 누적된 식생활이 문제가 된다고 알려져 있다. 하지만 육류 소비량이 서구의 절반에도 못 미치는 우리나라에서 대장암이 급증하고 있다니 그 이유가 참으로 궁금하지 않을 수 없다.

물론 우리나라의 육류 소비량은 매년 늘고 있다. 1970년대 5kg에서 2012년 40.5kg으로 8.7배 증가했다. 또한 대만(72.7kg, 2008년), 일본(43.8kg, 2010년)의 1인당 육류 소비량이 정체 또는 감소 추세를 보이는 것과 달리 우리나라는 계속 증가하고 있다.

이 같은 급격한 육류 소비 증가 패턴이 대장암을 키웠다고 볼 수도 있다. 그러나 세계 5대 건강식품인 김치의 종주국이자 선조들의 지혜를 물려 받은 발효식품의 강국이기에 높은 수준의 대장암 발병률을 보이고 있다는 것은 육류 소비 증가 외에도 여러 가지 복합적인 요인이 있을 것이다.

60, 70년대 먹거리가 없어 고생하던 우리나라에서 고기는 생일 또는 명절이 아니면 먹기 힘든 식품이었다. 소득의 증가와 축산업의 발달로 육류의 소

표1. 주요 국가별 국민 1인당 육류 소비량 변화

(단위 : kg/연간)

구 분	쇠고기		돼지고기		닭고기		합계		
	2005	2009	2005	2009	2005	2009	2005	2009	증감량
홍 콩	14.8	24	59.6	65.4	38.8	38.1	113.2	127.5	14.3
미 국	42.8	39.3	29.3	27.7	45.4	43.3	117.5	110.3	−7.2
아르헨티나	62.6	58.5	5.4	6.1	24	33.9	92	98.5	6.5
호 주	37.5	35.1	21.3	22.1	34	34.7	92.8	91.9	−0.9
캐나다	31.7	32.3	25	22.7	29.8	29.4	86.5	84.4	−2.1
EU−27	17.5	16.8	42.2	42.2	16.4	17.6	76.1	76.6	0.5
칠 레	24.6	24.1	17.8	21.1	25.6	28.4	68	73.6	5.6
타이완	4.4	5	41.6	41.8	27.7	25.6	73.7	72.4	−1.3
멕시코	18.9	17	14.7	15.1	27	30	60.6	62.1	1.5
러시아	17.1	14.3	17	21.4	15	20.1	49.1	55.8	6.7
중 국	4.3	4.1	34.6	37.3	7.7	9.4	46.6	50.8	4.2
베네수엘라	15.8	13.4	4.7	4.7	31.5	32	52	50.1	−1.9
남아프리카공화국	14.8	14.1	3.9	3.8	22.5	29	41.2	46.9	5.7
콜롬비아	17.1	18	3	4.5	17.7	23.1	37.8	45.6	7.8
일 본	9.3	9.4	19.7	19.6	14.7	15.5	43.7	44.5	0.8
우크라이나	11.2	8.6	11.6	17	9.1	18.3	31.9	43.9	12
한 국	6.6	8.1	17.8	19.1	9.6	14	34	41.2	7.2

* 순위는 2009년도 합계를 기준으로 함.

출처 : 농림수산식품부, 농림수산식품 주요통계, 2010.(사)한국육류유통수출입협회 식육편람 2010.

비가 느는 것은 자연스러운 현상이나 문제는 우리나라 사람들이 즐겨먹는 육류의 부위와 조리방법이다.

대체로 지방 함량이 높고 특별한 지방산이 있는 음식이 그렇지 않은 음식에 비해 맛있다(호떡을 구울 때 기름을 듬뿍 넣은 것과 그냥 구운 것을 비교하면 많은 사람들이 전자를 더 맛있게 느낀다). 우리나라 사람들은 이 맛을 잘 알아서인지 육류의 여러 부위 중 지방 함량이 높은 삼겹살, 곱창, 대창, 막창 등을 즐긴다. 돼지 한 마리에서 삼겹살이 차지하는 비중은 13%에 불과한데 비해 삼겹살의 소비 비중은 50%에 이를 만큼 소비 편중이 심하다. 소고기 역시 마블링이 잘된 고기일수록 등급이 높고 가격도 비싸다.

조리방식도 생각해볼 필요가 있다. 한국인들은 숯불에 직접 구워먹는 방식을 좋아한다. 그런데 장작구이나 연탄구이 등 직화구이는 그렇지 않은 조리방법에 비해 조리과정에서 발암물질을 많이 생산한다는 연구 결과가 있다.

동물성 지방에 포함되어 있는 불포화지방은 굽거나 튀기면 삶아 먹는 것에 비해 발암물질인 벤조피렌의 생성을 높인다. 그런데 더 맛있다. 문제는 직화로 인해 고기 표면에서 발생하는 유해 발암물질이 입을 통해 체내로 들어온다는 것이다. 고기를 굽는 과정에서 불 위로 떨어지는 기름이 유해물질로 변해 공기 중에 떠돌다 호흡기를 통해 유입되기도 한다. 따라서 환기와 배기가 잘 안되는 직화구이 식당에서 적지 않은 시간 동안 고기를 태우면서 식사를 하면 발암물질을 비롯한 각종 유해물질들에 노출될 수 있다.

장(소화관)의 구조를 살펴보아도 동양인의 육류 과다 섭취는 서양인에 비해 문제가 될 가능성이 높다. 우리는 조상 대대로 채식을 해왔기 때문에 서양인들보다도 장이 긴 편이다. 초식동물이 육식동물에 비해 장이 긴 것과 같은 원리이다.

육류 섭취가 많으면 장이 짧아도 영양분을 쉽게 흡수할 수 있지만, 채식을 주로 하는 동물은 장이 길어야 한다. 섬유소의 소화가 육류에 비해 어렵기 때문이다. 섬유소가 장, 특히 대장에 머무는 시간이 길기 때문에 대장이 길어지는 방식으로 진화해온 것이다.

그런데 이렇게 길어진 대장에 섬유소에 비해 발암물질을 생산할 가능성이 높은 육류가 들어오면 그만큼 발암물질에 노출되는 시간이 길어진다. 때문에 짧은 장을 갖고 있는 서양인에 비해 긴 대장을 갖고 있는 우리나라 사람들이 대장염, 대장암 등의 장 질환에 취약할 수밖에 없다.

물론 이런 점을 감안하여 많은 사람들이 고기를 먹을 때 쌈을 싸서 먹고 있지만 한계가 있다. 게다가 우리나라 사람들의 채소 섭취량과 김치 섭취량은 계속 줄어들고 있는 추세이다.

가공식품의 범람도 우리의 장 건강을 해친다. 할인매장의 식품코너에 가보면 90%이상이 가공식품이다. 이러한 가공식품에는 식품의 맛을 더하고 장기간 보존을 가능하게 하는 온갖 방부제, 착색제, 조미료, 결착제 등의 화학첨가제가 사용된다. 이런 음식을 이용하여 만든 패스트푸드는 남녀노소 가리지 않고 즐기는데 그 중에서도 특히 청소년들이 즐겨 찾는다.

장 건강은 금세 나타나는 것이 아니라 10~20년이 지나면서 나타난다. 하지만 최근 20대에서도 대장암이 발견되고 있다. 이는 이들의 10대 때 식생활이 상당히 좋지 않았다는 것을 의미한다. 최근 들어 우리나라의 대장암 발생률이 급격하게 높아지고 있는 것도 지난 10~20년 동안의 식생활에 문제가 있었다는 것을 방증하는 지표이다.

그러므로 지금부터 노력해야 장의 건강을 조금이라도 되돌릴 수 있다. 육류 위주의 식생활을 바꾸지 않으면 더 심각한 장 질환이 나타날 수 있다는 사실을 기억해야 한다.

장 질환을 악화시키는 또 다른 요인은 음주다. 우리나라는 전세계 1인당 알코올 소비량 순위에서는 '13위'라는 성적을 받았다. 세계보건기구(WHO)가 2011년에 발표한 세계 188개 회원국 음주량(2005년 기준)과 음주 습관 보고서에서 성인 1인당 알코올 소비량 1위는 몰도바(18.22L)였고 체코

그림3. 국가별 성인 1인당 연간 알코올 소비량과 증류주 소비량

단위 : L

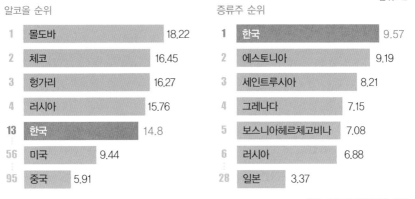

알코올 순위			증류주 순위		
1	몰도바	18.22	1	한국	9.57
2	체코	16.45	2	에스토니아	9.19
3	헝가리	16.27	3	세인트루시아	8.21
4	러시아	15.76	4	그레나다	7.15
13	한국	14.8	5	보스니아헤르체고비나	7.08
56	미국	9.44	6	러시아	6.88
95	중국	5.91	28	일본	3.37

출처: 세계보건기구(WHO), 2011

(16.45L), 헝가리(16.27L), 러시아(15.76L) 등이 뒤를 이었다. 그러나 독한 술을 마시는 순위에서는 단연 최고 수준이다. 소주 등 독한 술을 즐기는 한국인들은 맥주 등 저(低)도수 술을 많이 마시는 다른 나라 사람에 비해 술을 마시는 양 자체에서는 뒤졌지만, 알코올 도수가 높은 증류주의 1인당 소비는 한국이 9.57L로 에스토니아(9.19L)를 제치고 1위를 차지했다. 보드카를 즐기는 러시아의 증류주 소비는 6.88L로 한국인들의 3분의 2 수준이었다.

한국인은 연간 1인당 소주 63병(1병 360mL), 맥주 101병(1병 500mL)을 소비한다. 정말 대단한 수치가 아닐 수 없다. 뿐만 아니라 술을 섞어 폭탄주로 만들어 먹고 3~4차례의 술자리가 끝날 무렵 맥주로 입가심을 하는 세계 유일한 민족이 아닌가 싶다.

지나친 음주가 건강에 좋지 않다는 사실은 누구나 알고 있다. 세계적으로 술과 관련된 질병으로 지난 2012년에만 330만명이 사망했다. 이는 전체 사망자의 5.9%에 해당하는 높은 수치이다.

술은 담즙 분비를 감소시켜 고기 등 지방질의 장내 흡수를 떨어뜨리고 지방변을 만들어 설사를 유발한다. 따라서 한국인이 즐겨먹는 소주와 삼겹살, 맥주와 치킨은 최악의 조합이라고 할 수 있다. 상습적이고 과한 음주는 알코올성 간염과 치매의 원인이 되기도 한다.

또한 대장암을 비롯한 각종 암 등 200여개 이상의 질병을 유발할 수 있으므로 각별히 조심해야 한다.

그렇지만 대장암의 가장 큰 원인은 무엇보다 스트레스이다. 우리나라는 다른 나라에 비해 구조적으로 스트레스가 많은 사회이다.

동족상쟁의 전쟁을 치르고 반세기가 지난 지금까지도 대립과 갈등을 지속하고 있는 전세계 유일의 분단국가이기에 남과 북 양쪽의 스트레스는 클 수밖에 없다.

또한 짧은 기간 동안 이뤄낸 고도의 압축 성장으로 인한 후유증도 만만치 않다. 부족한 자원과 높은 인구 밀도가 만들어낸 과도한 교육열과 낮은 취업률, 이로 인한 고학력 실업자의 증가는 결국 저출산과 고령화로 이어지고 있고 갈수록 낮아지는 퇴직 연령과 이로 인한 비정상적인 자영업의 증가도 심각한 사회적 문제이다.

최근 들어서 정치권에 대한 불신은 더욱 깊어지고 있으며 낮은 복지수준과 갈수록 커져가는 빈부격차가 중신층을 몰락시키고 있기도 하다.

스트레스는 만병의 원인이라고 한다. 한이 맺히는 것이다. 가슴이 답답하고 소위 기가 막힌다. 이처럼 과도한 스트레스는 면역력을 떨어뜨려 결국 신체의 손상으로 연결된다.

스트레스는 신체의 기능을 저하시켜 장 운동을 낮추고 변비와 설사를 초래하며 더 나아가서는 과민성대장증후군과 과민성대장염 등을 불러오고 심각하게는 대장암의 발생률을 높인다.

　이런 장 질환은 장에서만 그치는 것이 아니라 비만, 피부질환, 더 나아가서는 정신질환으로도 이어질 수 있다. 그러므로 장 질환이 생기지 않도록 건강한 장을 만드는 것이 건강을 지키는 지름길이다.

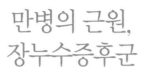

만병의 근원,
장누수증후군

스트레스는 만병의 근원이다. 사소한 감기부터 뇌졸중, 암과 같은 질병, 그리고 불임까지 모두 '스트레스'가 주요한 원인이다. 때문에 스트레스를 줄이기 위한 다양한 방법이 소개되고 있고, '명상'의 실제 치유효과에 대해서도 연구가 진행되고 있다.

그러나 바쁘고 복잡한 현대사회에서 스트레스를 받지 않고 사는 것이 가능할까? 심지어 스트레스를 받고 있으면서도 알지 못하고 있다가 몸에 이상이 생긴 이후에야 알게 되는 경우도 많다.

적당한 스트레스는 우리에게 동기를 부여하고 자극이 되어 오히려 신체기능을 높여주는 좋은 역할을 하지만 과도한 스트레스는 우리의 신체기능을 저하시키고 면역력을 떨어뜨려 각종 질병을 유발한다.

그런데 스트레스와 장은 무척 밀접한 관계에 있다. 아주 중요한 시험이나 면접을 앞둔 직후, 갑자기 배가 아팠던 경험이 다들 한 두 번씩은 있을 것이다. '사촌이 땅을 사면 배가 아프다'는 속담이 있다. 남이 잘 되는 걸 기분 나

그림4. 장누수증후군

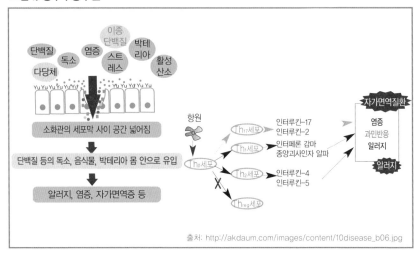

단백질 독소 염증 이종단백질 스트레스 박테리아 활성산소 다당체

소화관의 세포막 사이 공간 넓어짐

단백질 등의 독소, 음식물, 박테리아 몸 안으로 유입

알러지, 염증, 자가면역증 등

항원

Th0세포

Th17세포 → 인터루킨-17 인터루킨-2

Th1세포 → 인터페론 감마 종양괴사인자 알파

Th2세포 → 인터루킨-4 인터루킨-5

Threg세포

자가면역질환

염증 과민반응 알러지

알러지

출처: http://akdaum.com/images/content/10disease_b06.jpg

빠하는 사람의 본성을 꼬집은 속담이지만 왜 기분이 나쁜데 하필 '배'가 아픈지에 주목할 필요가 있다. 그 이유는 스트레스가 장에 직접적인 영향을 미치기 때문이다. 또한 반대로 장의 상태도 스트레스에 직접적인 영향을 미친다. 하루 3번 음식을 먹을 때마다 속이 불편하고 답답하다면 일에 집중하기도 어렵고 짜증이 날 것이다.

최근에는 우리의 장(소화관)과 장에 살고 있는 미생물들의 역할에 대한 연구가 활발해지면서 장이 단순히 음식물을 '소화'만 하는 기관이 아니라 우리 몸의 가장 큰 면역기관이자 '제2의 뇌'라고 불릴 정도로 많은 신경세포들을 갖고 있다는 사실이 밝혀지고 있다.

'장 관련 질환' 하면 떠오르는 것이 변비와 설사, 장염, 그리고 더 나아가서는 위암, 대장암 등이다. 그러나 최근 들어서 '장누수증후군'이 만병의 원인으로 주목 받고 있다. 장누수증후군은 다른 말로는 '새는 장 증후군'이라고

그림5. 장누수와 질병과의 관계

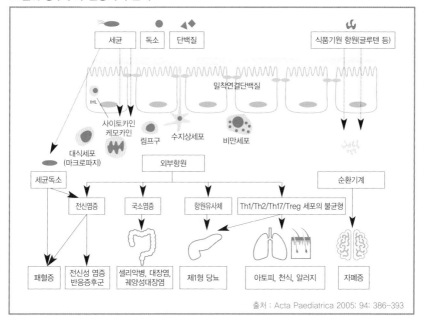

출처 : Acta Paediatrica 2005; 94: 386-393

도 하는데, 말 그대로 '장이 새는' 질환이다.

조금 더 자세히 설명하자면 장누수증후군이란 장의 점막이 손상되어 점막세포와 점막세포 사이의 치밀한 결합이 느슨해져 촘촘해야 할 세포 사이의 간격이 벌어지게 되는 질환이다. 이렇게 세포 사이가 벌어지게 되면 이 틈으로 흡수되지 말아야 될 큰 세균이나 단백질, 다당체 등과 같은 거대한 분자들이 혈관 안으로 들어가게 된다. 이 장 점막세포의 벌어진 틈을 통해 각종 세균과 독소들이 침입함으로써 여러 가지 증상을 일으키고 병적 상태를 초래해 심한 경우 패혈증을 일으키기도 한다.

장 점막이 손상되는 가장 큰 이유는 장내 유해균의 과다증식이다. 건강한 성인의 장내에서 정상적으로 존재하는 장내세균들은 장 점막세포들이 그 기능을 수행하는데 중요한 역할을 담당한다. 이들은 병원성 유해균의 침입과 증식을 억제하고 독성물질을 제거할 뿐 아니라 장 점막세포와의 커뮤니케이션을 통해 면역기능을 자극한다. 장 점막세포의 성장에 필요한 물질을 생산하여 장 점막의 성장과 활동을 돕기도 한다. 그러나 어떤 원인에 의해 이러한 유익한 장내세균이 줄고 유해한 세균이 증식하게 되면 정상 장 점막세포의 기능이 손상되어 장누수(새는장)가 생긴다.

정상 장내세균군집을 위협하는 원인은 너무나도 다양하지만 대부분 현대인들이 처해있는 환경과 밀접하다. 만성적인 스트레스, 장의 감염, 독소의 오염, 과도한 알코올 섭취, 불량식품 섭취, 항생제나 소염진통제를 포함한 각종 약물 복용 등으로 인해 장 점막이 지속적인 자극을 받고 염증이 일어나는 식이다. 이렇게 되면 장의 상피세포들 사이의 결합이 손상되면서 느슨해지고 혈관 내로 흡수되지 말아야 할 거대분자물질이나 세균, 바이러스, 곰팡이, 독소들이 유입된다.

장누수증후군이 발생하면 단순히 장의 염증반응뿐 아니라 체내에서 면역반응이 일어나 장 점막의 손상이 더욱 심해지고, 혈류를 통해 들어온 독소들이 전신으로 확산되어 알레르기나 자가면역질환과 같은 전신의 자가중독증상까지 야기할 수 있다. 장누수증후군으로 인해 체내에 들어온 독소들은 혈관을 타고 체내의 여기저기를 돌아다니며 다른 조직들에도 영향을 미쳐 피부와 간독성, 뇌혈관장벽의 손상, 알레르기 피부염, 비염, 천식, 심지어는 인지장애와 자폐증까지도 일으키는 것으로 보고되고 있다.

장누수증후군의 치료를 위해서는 가장 주원인인 장내 유해균의 증식과 감염을 막기 위해 항생제를 사용할 수 있으나 항생제를 사용하면 장내 유익균과 유해균 가리지 않고 모두 제거하기 때문에 장내세균군집을 왜곡시켜 정상세균군집으로의 복구가 쉽지 않다.

최근 '유산균'이 주목 받는 이유도 이 때문이다. 유익한 장내세균의 좋은 친구인 유산균은 유해한 장내세균들의 증식을 억제시켜 장내 환경을 개선할 수 있는 것으로 보고되고 있다.

이제 더 이상 단순히 소화기관으로서의 '장'만을 생각해서는 안 된다. 장은 전신의 면역계, 간, 뇌와 신경계까지도 영향을 미치는 중요한 기관으로 장에 이상이 생기면 전신의 모든 기관이 심각하게 영향을 받을 수 밖에 없다. 장은 모든 질병의 '처음'과 '끝'인 셈이다.

앞에서도 언급했지만 장내세균이 건강에 미치는 연구가 활발히 진행되면서 장 질환뿐 아니라 비만, 피부질환, 더 나아가 정신질환까지도 관련이 있다는 것이 속속 밝혀지고 있다. 우리의 장에는 건강에 도움을 주는 유익균과 해를 끼치는 유해균들을 합해 100조가 넘는 미생물들이 서로 뭉쳐서 장내세균군집을 이루고 있다. 장 안에 유익균이 우세하면 건강의 기초를 다지게 되지만 유해균이 득세하게 되면 다양한 질병을 일으킬 수 있다. 그러므로 소화관 건강을 위해서는 유익한 장내세균들이 좋아하는 음식물을 섭취하고 스트레스를 줄이는 노력이 필요하다.

유익한 장내세균들이 좋아하는 음식은 뭘까? 유익한 장내세균과 친구인 유산균들을 포함한 프로바이오틱스, 그리고 유익한 장내세균들의 먹이인 프리바이오틱스들이다. 이 프로바이오틱스들 중에는 장 질환뿐만 아니라 전신질환을 제어하는 유산균들이 개발되고 있다. 이런 프로바이오틱스들을 잘 활용하면 장 건강뿐 아니라 전신 건강을 지키는 데 큰 도움이 될 것이다.

장은
어떤 일을 할까?

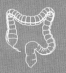

사람의 장은
어떻게 진화하여 왔을까?

　우리의 신체 장기 중 중요하지 않은 기관은 없겠지만 사람의 장은 우리가 살아가는데 필요한 에너지를 흡수, 공급하는 아주 중요한 기관이다. 또 우리의 몸 속 깊숙한 곳에 자리잡고 있으면서 실제로는 우리 몸의 다른 장기들과는 달리 외부 환경과 직접 맞닿는 기관이기도 하다.

　50억년 전 지구가 탄생하면서 생물체가 만들어지기 시작했고, 35억년 전 지구에 처음으로 하나의 세포로 이루어진 원시세균이 태어났다. 이 단세포 생물들은 필요한 에너지원을 세포 내로 직접 흡수하는 형태로 살아갔다. 세균들은 별도의 소화기관이 없으며, 효소를 세포 밖으로 분비하여 주변의 영양소를 자기가 이용할 수 있는 형태로 바꾸고 이를 세포 내로 직접 흡수한다.

　시간이 흐르고, 생물체가 점점 진화하면서 여러 개의 세포로 구성된 다세포생물들이 탄생하였다. 다세포생물들이 생겨나면서 다세포로 구성된 다세포체의 각 세포들에게 각자의 역할이 주어지고, 세포들의 역할에 맞게 장기들도 발달하기 시작했다. 장의 가장 원시적인 형태는 강장동물인 히드라나 말미잘에서 볼 수 있다. 이들의 몸은 '강장'이라고 부르는 원시적인 형태의 장과 입으로 구성되어 있다. '강장'은 히드라나 말미잘의 몸 안의 텅 빈 공간으로, 입을 벌리면 바로 체외와 연결되어 있다. 이들은 입을 통해 먹잇감이 들어오면 소화액을 분비해 '강장' 내에서 소화시키고 다시 입을 통해 내보낸다. 이렇게 함으로써 단세포 생물일 때는 하지 못했던 커다란 먹이나 복잡한 화합물의 덩어리들을 좀 더 효과적으로 이용할 수 있게 되었다.

장은 점점 진화하여 입을 통해 바로 외부와 연결된 형태에서 점점 몸 안으로 들어가게 되었다. 섭취하는 먹이의 종류에 따라 소화기관의 형태도 변화하여 지렁이와 같이 입과 장, 항문이 일자로 연결된 형태에서 먹이들의 체류시간을 길게 하고 소화를 용이하게 할 수 있도록 복잡한 구조로 변화하였다.

그림6. 장의 원시적인 형태를 보여주는 '히드라'

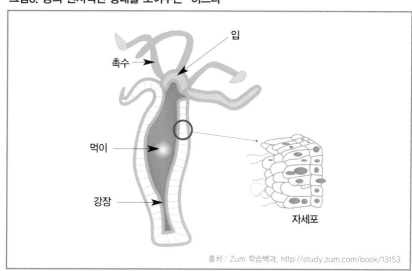

출처 : Zum 학습백과, http://study.zum.com/book/13153

그림7. 장의 진화 과정

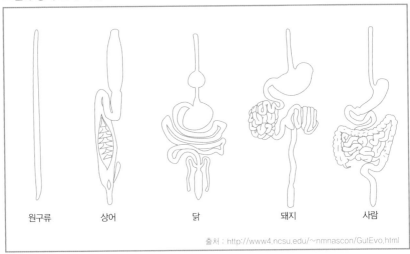

| 원구류 | 상어 | 닭 | 돼지 | 사람 |

출처 : http://www4.ncsu.edu/~nmnascon/GutEvo.html

그러나 모든 동물의 장 내부가 '입'과 '항문'을 통해 외부와 연결되어 있다는 것은 동일하다.

우리의 장 속은 어떻게 보면 우리 몸 내부와도 다르고, 그렇다고 외부 환경과도 다른, '제 3의 공간'인 셈이다. 그리고 이곳에 장내세균군집이라고 부르는 또 하나의 생태계가 펼쳐져 있다.

腸(장)이 살아야 내가 산다 – 유산균과 건강

우리 몸에서 장은
어떤 일을 할까?

　사람을 포함한 모든 살아있는 생물은 잘 먹고 잘 배설해야 건강하게 살 수 있다. 사람이 건강하게 살아가기 위해서는 뇌, 심장, 간 등도 건강해야 하지만 이 기관들의 세포들을 먹여 살리는 영양분을 흡수, 공급하는 장이 가장 먼저 건강하게 관리되어야 한다. 그러므로 사람의 건강은 장에서부터 시작된다고 할 수 있다.

　장의 첫 번째 생리적인 기능은 우리가 섭취한 음식물을 소화시킨 후, 필요한 영양분들을 흡수하여 모든 세포로 보내는 것이다. 그러나 우리가 먹는 음식물에는 세포에 꼭 필요한 성분만이 포함되어 있지는 않다. 때로는 오히려 우리의 건강을 해치는 성분들, 예를 들면 음식물에 감염된 식중독균, 독소, 중금속과 같은 물질들이 음식물과 함께 입 안으로 들어가기도 한다. 경우에 따라서는 필요 이상으로 과잉 섭취할 수도 있다.

　그러면 우리의 장은 이를 잘 인식하여 필요한 성분만을 흡수하고, 미생물의 감염을 막도록 노력한다.

예를 들면 미생물에 감염된 음식물을 섭취하면 우리 몸의 세포들이 감염되지 않도록 장내 면역계를 활성화시켜 항균물질, 항체 등을 분비하여 막아본다. 그리고 이것으로 안될 때는 우리 몸 전체의 면역계에 신호를 보내 세균의 감염과 맞서 싸우고 세균 감염이 다시 일어나지 않도록 면역체계를 구축한다. 그래서 우리가 먹는 음식물에 세균들이 좀 포함되어 있어도 보통은 탈이 나지 않으며, 필요 이상으로 음식을 먹는다고 해서 금방 질병에 걸리지는 않는다.

그러나 몸에서 막아낼 수 있는 한계를 넘어 미생물이 들어오게 되면 미생물에 의한 설사나 장염, 감기와 같은 감염성 질병에 걸릴 수 있으며, 필요 이상의 음식물을 계속 섭취하여 영양 과잉 상태가 되면 비만이나 고혈압, 당뇨와 같은 여러 가지 대사성질환에 걸릴 수 있다.

그러니 평소에 장이 제대로 된 역할을 할 수 있도록 관리할 필요가 있다.

그러면 '장'이 어떤 역할을 하고 있는지 알아보자.

장의 구조와 기능

입의 구조와 기능

우리 모두가 알고 있는 것처럼 먹은 음식물은 맨 처음 입을 통해 우리의 장 속으로 들어간다. 입은 식도를 통해 위로 연결되는 장의 첫 시작점이며, 소화작용이 시작되는 곳이다. 입에서는 음식물을 씹어서 분쇄하고, 이어서 침샘에서 아밀라아제 등을 포함한 소화액이 나와 전분과 같은 다당류들을 가수분해한다.

침은 침샘에서 만들어져 입안으로 분비되는데, 건강한 성인은 침샘을 지나는 혈관으로부터 필요한 성분을 모아 하루에 약 1~1.5L 가량을 만든다. 침은 99% 이상이 수분이지만 그 외에 나트륨, 칼륨, 칼슘, 인산염과 같은 전해질, 아밀라제 등의 효소, 면역글로불린, 락토페린 등의 면역 및 항균물질, 점막 당단백질, 알부민 등으로 이루어져 있다.

침은 입안에서의 소화작용과 구강건강에 중요한 역할을 담당한다. 가장 먼저 침과 함께 분비된 점액질, 항균물질들은 미생물의 이동과 성장을 억제하고, 체내로의 침투를 막는다. 또한 침은 입으로 들어오는 유해한 미생물의 감염을 막기 위해 다양한 면역반응에 도움을 준다. 그래서 젊어서 건강한 침을 만들 수 있을 때는 구강건강에 도움을 줘 별 문제가 없지만, 나이가 들어가면서 침의 분비가 줄어들고 면역항균물질들의 생산이 적어지면 입안에 쉽게 세균들이 증식하게 되어 입안에서 냄새가 나거나 이를 닦아도 입안이 텁텁해지기 쉽다.

식도의 구조와 기능

식도는 **인두**에서부터 위까지 이르는 기관으로 기관지 뒤쪽에서 위치하며 서 있을 때 길이는 25~30cm(성인 기준)이다. 입에서 위로 음식물을 운반하는 역할을 담당하며 식도의 끝에는 괄약근이 있어 음식물의 역류를 방지한다. 식도에서는 영양분의 흡수는 이루어지지 않으나 식도 주변에 임파선과 혈관이 발달되어 있어 식도 주변에 염증이 생기면 주변으로 쉽게 퍼지고 패혈증으로 진행되기 쉽다.

나이가 들어가면서 구강을 청결하게 관리하기가 어려워지게 되면 식도의 손상도 많아지고 심해진다. 이외에도 술을 자주 마시는 사람들도 반복적인 구토로 인해 식도 손상이 많다. 최근에는 스트레스로 인한 역류성 식도염으로 고생하는 사람들도 늘어나고 있는 추세이다.

[용어설명]
인두 – 식도와 후두
이관 – 코/귀로 연결하는 부위
구개 – 입과 코를 연결하는 부위
설 – 혀

그림8. 편도선의 구조

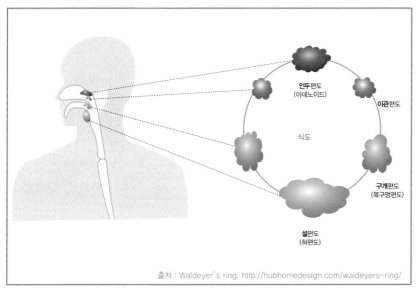

인두편도
(아데노이드)

이관편도

식도

구개편도
(목구멍편도)

설편도
(혀편도)

출처 : Waldeyer's ring, http://hubhomedesign.com/waldeyers-ring/

위장의 구조와 기능

위는 근육성 주머니로 공복상태에서는 J자 자루모양을 하고 있으며 위로는 식도와 아래로는 소장의 십이지장과 연결되어 있다. 위의 양쪽 끝에는 괄약근이 있어 위 내용물이 식도 또는 십이지장으로 이동할 수 있도록 조절한다. 위 안쪽에는 위주름(rugae)이 있고, 여기에 위선(gastric gland)이 있어 위산을 비롯한 다양한 물질들을 분비하는데, 위는 위산에 견디기 위해 점액을 분비하는 표면점액세포가 있어 자가소화를 방지한다.

우리가 먹은 음식물은 위에 일정시간 머무르면서 위의 운동에 의해 서로 섞이고 부서지며, 위에서 분비된 위산과 소화효소에 의해 살균 및 소화된다. 음식물이 잘 소화되고 나면 위는 아래쪽 괄약근을 열어 소장으로 음식물들을 이동시킨다. 음식물 중 알코올과 같은 일부의 성분들은 위에서 바로 흡수

그림9. 위의 구조

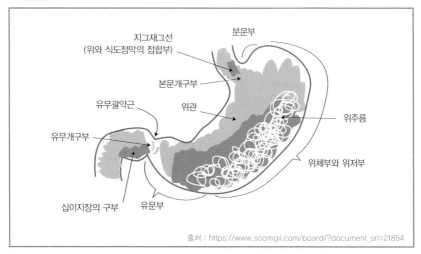

지그재그선
(위와 식도점막의 접합부)

분문부

본문개구부

유무괄약근

위관

유무개구부

위주름

십이지장의 구부

유문부

위체부와 위저부

되기도 한다.

위의 **점막**에서는 펩시노겐, 레닌, 가스트린과 같은 소화효소뿐 아니라, 위 표면의 표면점액세포에서는 위벽을 보호해주는 점액질이 분비된다. 또 위벽 세포에서는 위산의 주성분인 염산과 비타민 B_{12}의 흡수에 필요한 물질들이 분비된다. 위산은 pH가 1.2~2로 매우 낮아 우리가 먹은 음식물을 녹여 분해 하는 역할 외에도 살균의 역할을 담당하고 있다. 만약 위벽세포에서 위산분 비가 감소하면 위장, 소장에서 비타민B_{12}를 이용하는 세균이 증식하여 비타 민B_{12}의 체내 흡수가 줄어들어 비타민B_{12} 결핍 질환이 유발될 수도 있다.

[용어설명]

점막 – 위장관을 덮고 있는 부드럽고 끈끈한 막

소장의 구조와 기능

위에서 잘 섞이고 부서진 음식물들은 이제 소장으로 이동한다. 소장은 그 길이가 5~8m로 가장 중심적인 소화기관이다.

소장의 점막을 현미경으로 보면 점막주름으로 보이는 수많은 융모로 덮여 있으며 전체적으로 **수지상세포, 대식세포, T림프구, B림프구** 등의 면역세포들이 분포되어 있다. 소장에서는 위에서 넘어온 음식물의 흡수를 담당할 뿐 아니라, 수많은 혈관과 림프관들이 연결되어 면역세포들의 이동을 돕는다. 특히 소장벽에는 사람이 갖고 있는 전체 B림프구의 70%가 배치되어 있으며, 소장의 마지막 부분인 회장은 장림프조직이 발달되어 있어 가장 활발히 면역활동이 일어나는 곳이기도 하다.

소장은 크게 십이지장, 공장, 회장 3부분으로 나눌 수 있는데, 위에서 넘어온 음식물들은 우선 십이지장으로 이동하여 쓸개에서 분비된 담즙산 및 췌장에서 분비된 소화효소와 섞이게 된다.

쓸개(담낭)는 간에서 만들어진 담즙을 모아두었다가 위에서 소장으로 지방질의 음식물이 넘어오면 담관을 통해 소장으로 분비하여 지방의 소화와 흡수가 잘 이루어질 수 있도록 한다. 강한 산성인 위액과는 달리 담즙산은 약알칼리성으로 지용성 성분과 수용성 성분이 잘 섞일 수 있는 계면활성능력을 가지고 있어 소장에서 분비된 소화효소들이 음식물과 잘 섞이고 분해, 소

[용어설명]

수지상세포와 대식세포 – 수지상세포와 대식세포는 분포하는 부위와 모양에 차이가 있으나, 외부에서 침입하는 병원균을 제거하는 등의 면역반응을 수행하는 면역세포들임

T림프구 – B림프구와 함께 획득면역에 관여하는 림프구임. 획득면역반응에 직접 관여하고 이와 관련한 **사이토카인** 등을 가장 많이 생산하는 세포임

B림프구 – 항체를 생산하는 림프구이며, T림프구에 항원을 제시하기도 함. T림프구의 도움을 받으면 더 강하고 항원특이적인 항체를 생산함

그림10. 소장의 구조

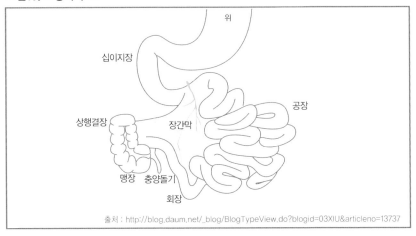

위

십이지장

공장

상행결장

장간막

맹장 충양돌기

회장

출처 : http://blog.daum.net/_blog/BlogTypeView.do?blogid=03XIU&articleno=13737

화될 수 있도록 도와준다.

이 담즙산은 소화를 도와주는 역할 외에도, 일부 장내세균들의 성장을 억제하는 기능도 가지고 있다. 때문에 담즙의 분비가 활발한 사람과 그렇지 못한 사람에 따라 장내세균의 구성이 달라질 수 있다. 또한 장내세균들 중에서는 담즙산을 대사하여 이용하는 미생물들이 있는데, 이들 중 일부가 만들어내는 담즙산 대사 산물 중에는 암을 유발하는 성분들이 있어 이런 미생물들이 많을 경우 대장암의 발생이 높아질 수 있다.

또 십이지장은 췌장에서 분비된 소화효소들이 음식물과 섞이는 장소이기도 한데, 췌장은 혈중으로 포도당을 이동시켜 혈당을 높이는 글루카곤과 혈액 중 포도당을 우리 몸의 모든 세포들에게 전달해주는 역할을 하는 인슐린을 만들어낸다. 췌장이 그 역할을 제대로 수행하지 못하게 되면 혈당이 제대로 조절되지 못하여 당뇨병에 걸리게 된다.

이렇게 십이지장에서 담즙산과 췌장액을 이용하여 소화된 음식물은 공장으로 넘어가 영양분의 흡수가 이루어진다. 공장은 영양분을 흡수하여 전신으로 보내는 역할을 담당하고 있다. 이 때문에 영양분을 잘 흡수할 수 있도록 주름이 많은 점막이 발달되어 있고, 흡수한 영양분을 전신으로 보낼 수 있도록 혈관이 발달되어 있다. 또한 영양분이 흡수되는 과정에서 미생물이 체내로 들어오지 않도록 면역계가 활성화되어 있다.

공장의 점막은 0.5~1.5mm 길이의 융모로 덮여 있으며, 융모 표면은 영양분을 흡수하는 원주형 흡수상피세포, 다양한 세포로 분화하는 줄기세포(stem cell), 점액을 분비하는 배세포(goblet cell), 융모의 기저분에서 다양한 효소를 분비하는 파네스 세포(Paneth), 가스트린(gastrin), 세로토닌(serotonin), 세크레틴(secretin), 노르에피네프린(norepinephrine) 등을 분비하는 장크롬친화성세포(endocrine cell)와 그 아래 고유층으로 형성된 미세융모로 이루어져 있다.

점막 아래에는 **세망섬유**와 림프조직으로 이루어져 있으며 림프구, **형질세포, 대식세포** 등이 분포하고 있다. 공장에서 회장으로 갈수록 음식물의 이동이 늦어지고, 섬유소와 같이 흡수되지 않은 음식물들이 쌓이기 시작한다. 때문에 회장에는 공장에 비해 급격하게 장내세균의 수가 증가하며, 이와 함께 이 미생물들이 장내 점막세포를 뚫고 혈관으로 들어가 전신으로 감염되지 않도록 페이엘판(peyer's patch)과 같은 장림프조직도 발달되어 있다.

[용어설명]

세망섬유 – 그물처럼 생긴 섬유상의 세포
형질세포 – 항체를 생산하는 세포
대식세포 – 면역반응에 관여하는 세포로 병원균 등을 탐식하여 염증반응 등을 일으키는 세포

대장의 구조와 기능

우리가 먹은 음식물은 입에서 일부 소화되고, 식도를 거쳐 위와 소장에서 소화되면서 영양분이 흡수된다. 그리고 남은 찌꺼기가 소장하부(회장)에서 대장을 통해 이동하며 대변으로 만들어진다. 대장은 장의 마지막 부분으로 맹장, 상행결장, 횡행결장, 하행절장, S자 결장, 직장 순으로 연결되어 있다.

맹장의 아래 끝에 늘어진 충수는 우리가 흔히 부르는 '맹장염'이 발생하는 곳이다. 그러므로 맹장염이 아니라 정확하게는 충수염이라고 부르는 것이 맞다. 이 충수가 예전에는 필요 없이 충수염(맹장염)만 일으키므로 제거하는 것이 좋겠다고 생각했으나 요즘 들어서는 이곳이 대장의 장내세균군집을 관장하는 곳으로 생각되고 있어 대장 건강에 아주 중요한 곳으로 생각되기 시작했다.

충수에는 회장과 대장에 서식하고 있는 미생물들이 살고 있다. 이 미생물

그림11. 대장의 구조

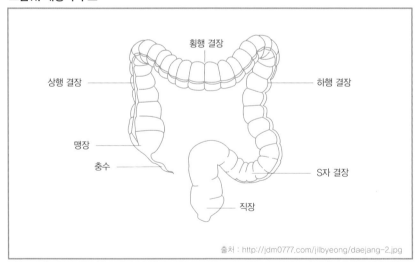

출처 : http://jdm0777.com/jilbyeong/daejang-2.jpg

들은 우리가 항생제를 복용하거나, 장내시경을 위해 장세척제를 복용하여 장을 세척하여도 제거되지 않는다. 그래서 항생제가 배설되고 난 다음, 또는 장세척 뒤 내시경을 한 다음에 음식물을 먹으면 바로 이 충수에 서식하고 있던 미생물들이 다시 소화관에 자리를 잡게 된다. 즉 충수에 서식하고 있는 미생물들은 우리 소화관에 서식하고 있는 미생물의 씨앗을 보관해두는 곳인 셈이다. 만약 그렇지 않다면 장을 세척하고 난 다음에 소화관에서는 **균교대현상**이 일어나기 쉬웠을 것이다. 이렇게 보면 충수는 소화관 건강 더 나아가서는 전신건강을 관리하는 곳이라고 해도 과언이 아니다.

포유동물의 대장의 크기는 식습성에 따라 차이가 있으며, 초식동물이 육식동물보다 길다. 초식동물의 경우 소장에서 영양분을 흡수하고 남은 섬유질을 소화하기 위해 대장이 발달되어 있으나, 육식동물은 소화시킬 섬유질이 적으므로 상대적으로 대장의 크기가 짧다. 사람의 경우도 선조부터 채식을 많이 해온 동양인이 서양인보다 길며, 이는 상체 길이가 긴 것과 무관하지 않다. 우리나라 사람들도 점점 육류의 섭취가 늘어나면서 대장의 길이가 점점 짧게 진화해갈 것으로 생각되며, 대신에 육식으로 인해 이와 관련된 질환의 발생이 높아질 것으로 추정된다.

대장의 자율신경은 소화관 전체에 분포된 신경조직들과 마찬가지로 교감신경계와 부교감신경계가 지배하고 있으며, 이와 함께 장 자체의 신경체계를 가지고 있다. 이 두 신경체계는 본인의 의지와 관계없이 음식물, 스트레스 등 외부자극에 적절히 반응하면서 대장 기능을 수행한다.

[용어설명]

균교대현상 – 소화관에 서식하는 미생물이 바뀌는 현상자, 이제 우리가 먹은 음식물들은 흡수될 수 있을 만큼 다 흡수되고, 대장으로 넘어와 배출만 남았다. 직장은 평상시에는 대부분 비어 있다. 대장의 연동운동에 의해 만들어진 변이 직장으로 이동하게 되면, 직장 내의 압력이 상승하고 이 상승한 압력이 직장벽의 압력수용체를 자극하여 **변의**를 느끼게 한다. 대장 내부의 점막에는 감각 신경이 없으므로 자극이 있더라도 통증을 느끼지 못하지만, 직장과 항문의 일부 근육은 본인의 의지로 수축과 이완을 조절할 수 있어 이 근육을 움직여서 배변을 조절한다. 배변활동은 의자에 앉는 좌변식보다 옛 변기 같은 형태의 변기에서 웅크리고 앉으면 더 쉽게 이루어진다. 평상시에 사람이 서있거나 의자에 앉으면 대장의 S자 결장과 직장이 꺾여 있어 배변이 억제되지만, 웅크리고 허리를 굽힌 상태로 앉으면 S자 결장, 직장, 항문이 대장이 펴진 상태(일직선)가 되므로 변이 쉽게 빠져나간다. 그러므로 변비가 있는 사람은 좌변식 변기를 사용할 경우에 허리를 앞쪽으로 굽히면 허리를 펴서 곧게 앉아있을 때보다 도움이 된다.

[용어설명]

변의 – 변을 보고 싶은 생각

장은 사람을 지키는 첨병이다
면역기관으로서의 장

질병을 방어하는 우리 몸의 1차 방어선, 장!

장(소화관)은 우리가 먹는 음식물들을 분해, 소화, 흡수하는 소화기관이면서 이 음식물들과 함께 우리 몸에 침입하여 살아가려는 세균, 바이러스와 같은 미생물의 감염을 막아내는 면역기관이다.

우리 몸에 미생물이 침입하는 경로는 대개 피부, 호흡기, 장(소화관)이다. 피부로 침입하기 위해서는 미생물이 피부에 직접 접촉하거나 공기 중에 퍼져 있다가 침입할 수 있지만, 대부분은 피부에 접촉했을지라도 피부를 뚫고 침입하기는 쉽지 않다. 이런 이유로 우리 몸에 미생물이 침입하는 경로는 대개 폐와 장이며, 그 중에서도 장을 통한 감염이 가장 많다. 그래서 장은 이런 미생물의 감염을 막아내기 위해 강력한 면역기관을 갖추고 있다. 호시탐탐 침입하려는 미생물을 막아내기 위해 우리 몸 전체 면역세포의 70% 이상이 장에 쫙 깔려있다.

면역세포는 육군, 공군, 해군이 모여 군대를 이루고 국가를 보호하는 것처럼 자연면역계와 획득면역계가 서로 협력하여 우리 몸을 지키고 있다. 만약 이 면역계의 일부가 손상되거나 균형이 깨지면 우리 몸으로 침입하는 미생물을 비롯한 외부인자들(항원)을 막아내지 못하게 되고 질병에 걸린다.

우리 몸의 면역계는 지구상의 어떤 군 방어 체계보다도 정교하고 정확하다. 그러나 한번 망가지면 군 방어 체계와는 달리 원상으로 돌리기가 쉽지 않기 때문에 건강할 때 잘 관리하는 것이 중요하다.

우리 몸의 면역계의 가장 큰 특징은 '나(자신)'와 '남(타인)'을 잘 구분한다는 것이다. 미생물, 소고기나 돼지고기 같은 동물의 단백질, 식물의 섬유소와 같은 것들이 입을 통해 우리 몸에 들어오면 먼저 들어오지 못하도록 우리 몸 밖에서 막아낸다. 많은 사람들은 소화관이 우리 몸 안이라고 생각하지만 실제로는 그렇지 않다. 소화관을 잘 들여다보면 입에서 항문까지 뻥 뚫려 있어 우리 몸 밖이라고 볼 수 있다.

우리가 음식물을 먹으면 소화관을 통해서 우리 몸 안으로 들어온다. 외부인자가 우리 몸에 들어온 것이다. 물론 음식물에 붙어서 함께 들어오는 미생물들도 외부인자라고 볼 수 있다. 이런 음식물에 포함된 단백질 성분들은 우리가 반드시 섭취해야 하는 필수 영양소지만, 커다란 단백질 성분들이 그냥 우리 몸으로 들어오면 여러 가지 문제를 일으킨다. 실제 우리의 장관막에서는 소화가 되지 않은 큰 단백질들은 흡수하지 못한다. 이 단백질들은 소화관에서 소화효소에 의해 소화가 되고, 크기가 매우 작아진다. 그러면 우리 몸에서는 나와 남을 구별하지 못하게 된다. 우리 몸에서 나와 남을 구별하는 것은 주로 크기가 큰 단백질이나 탄수화물을 중심으로 이루어지기 때문이다. 즉, 우리 몸에서는 소화가 다 되어 작아지면 방어를 할 필요를 느끼지 못하며, 소화된 것들은 주로 영양분으로 이용하게 된다. 그러나 장누수중후군에 걸리면 단백질이 소화되기 전에 흡수되어 우리 몸의 면역반응으로 나와 남을 구별하게 되고 이 단백질 양이 많으면 감당하지 못하여 질병에 걸리게 되는 것이다. 그러니 소화관의 면역반응은 소화효소에서부터 시작되는 셈이다.

장의 바깥쪽, 다시 말하면 장의 점막세포 쪽은 언제나 장점액, 항균물질 등으로 둘러 쌓여 있고, 소화관의 점막세포 아래에는 수지상세포, 대식세포, T림프구, B림프구라는 다양한 면역담당 세포들이 자리잡아 점막세포를 뚫고 들어오는 세균, 바이러스 등의 침입을 막아내고 있다. 이 면역세포들은 항상 미생물과 같은 외부인자의 침입에 대비하고 있지만 항상 반응하는 것은 아니다.

만약 외부인자가 침입하게 되면 어떤 증상이 나타날까? 침입하는 종류와 질에 따라 차이가 있지만 일반적으로는 열이 난다. 우선 세균들의 침입을 막기 위해 점막세포에서 소화관 안으로 가장 먼저 위산, 점액질과 항균물질들을 분비한다. 대부분의 세균들은 이 점액질과 항균물질들에 의해 제거된다. 그래도 안심하지 못한 우리 몸에서는 항체라는 무기를 동원한다. 항체라는 무기도 종류가 많지만 우리 몸 밖으로 내보낼 수 있는 항체무기는 이뮤노글로브린A(IgA)이다. 이 무기를 동원하면 남아있는 외부인자의 대부분이 제거된다.

이 항체무기의 공격에도 남아있는 외부인자들은 우리 몸 안으로 들어올 수 있다. 그러면 **사이토카인**이라는 면역세포조절자와 미생물과 같은 외부인

[용어설명]

사이토카인 – 생체에서 생산하는 단백질로 면역세포들의 반응을 제어함

자를 아주 잘 죽이는 '보체'라는 무기, 그리고 바이러스가 감염된 세포를 잘 죽이는 면역세포들이 협력하여 막아낸다.

그러나 우리 몸에서는 점막세포의 점액질 분비가 줄어들고, 위산의 분비가 증가하며, 항체라는 무기의 생산을 줄이는 경우가 있다. 스트레스가 가장 대표적인 사례이다. 이렇게 되면 소화관 벽의 손상이 심해지며 미생물의 감염성은 높아진다. 그러므로 균형 잡힌 면역계가 늘 **항상성**을 유지시켜줘야 외부인자의 감염을 잘 막아낼 수 있다.

비특이적 면역(자연면역)

사람이 태어나면서 미생물과 같은 외부인자들을 방어하기 위해 갖고 태어난 면역계를 비특이적 면역계라고 한다. 이 비특이적 면역계에는 외부인자들의 침입을 막는 물리적 장벽, 화학적 장벽 및 세포장벽이 있다. 물리적 장벽이 바로 피부와 장관막이다.

물리적 장벽은 손상이 없으면 외부의 미생물과 같은 외부인자의 침입이 일반적으로는 불가능하다. 피부의 바깥쪽은 대부분 세균이나 바이러스가 통과할 수 없는 죽은 세포들로 만들어진 강력한 방어막을 구성하고 있다. 표피 아래 진피에서 분비하는 유기산이나 지방산은 대표적으로 항균작용을 하는 화학성분이다. 소화관에서 분비하는 침, 점액질은 점막에 붙은 미생물을 씻어낼 뿐 아니라 점막 상피세포에서 분비하는 점액질은 미생물들이 더 이상 우리 몸 안으로 들어오지 못하도록 막아주고, 점막상피에 있는 **섬모**는 잡아

[용어설명]

항상성 – 높아지면 낮추고, 낮아지면 높이면서 정상이 되도록 하는 생체 내 반응
섬모 – 세포의 표면에 붙어 있는 가는 실 모양의 구조

둔 미생물들을 밖으로 내보내는 작용을 한다.

화학적 장벽은 침, 장 점액질, 인터페론과 같은 물질들로, 우리 몸을 미생물과 같은 외부인자들이 침입하지 못하도록 막는 방어체계다. 침에서 분비하는 효소인 라이소자임, 락토페린 등은 미생물들을 죽이고, 바이러스가 우리 몸에 침입하면 감염된 세포에서 인터페론을 생산한다. 감염된 세포는 죽을 수 있지만 이 죽은 세포에 의해 생산된 인터페론은 살아있는 옆 세포가 바이러스에 감염되지 않도록 막아주는 역할을 한다. 위산도 미생물들의 단백질을 변성시켜 미생물들을 죽이거나 더 이상 자라지 못하도록 막는다.

세포장벽은 물리적 장벽과 화학적 장벽을 통과하여 몸 안으로 침입한 외부인자들을 막아내기 위해 면역세포가 싸우는 방어막을 말한다.

우리 몸에 상처가 나면 상처 부위 근처에 있는 면역세포들이 상처 부위를 막아 더 이상 상처가 커지지 않도록 하고, 미생물과 같은 외부인자들의 침입을 막는다. 그러기 위해 가장 먼저 히스타민이라는 무기로 장착한 세포(비만세포)가 먼저 다른 면역세포들이 잘 이동할 수 있도록 말초혈관을 넓힌다. 이와 함께 혈액 중에 있는 미생물들을 제거하는 무기인 보체를 동원한다. 보체는 미생물을 무찌르기 쉽도록 적어도 3종류 이상의 무기를 갖고 있어 침입자를 보고 무기를 고른다. 보체는 침입자를 쳐부수면서 또 다른 면역세포들을 부르는 역할도 한다. 미생물을 잡아먹는 대표적인 세포인 대식세포 등을 동원하는 방식이다.

이런 면역반응들은 태어나면서부터 잘 갖추고 있어야 한다. 자라면서 더 강화할 수 있지만, 기본이 없으면 외부인자를 쳐부수지 못하고 그대로 녹초가 되어 우리 몸을 미생물 천국으로 만들 수도 있다. 그렇게 되면 패혈증으로 사망할 수도 있다.

이런 반응을 모두 통틀어 자연면역이라고 한다. 장관면역계는 장(소화관) 안에서 끊임없이 침입하는 외부인자와 장 안에 살고 있는 장내세균들과 싸운다. 이 과정에서 미생물이 체내로 침입하면 가장 먼저 일어나는 반응이 염증반응이다. 이 염증반응이 장 안에서 쉽게 일어나지 않는 것은 바로 이 비특이적 면역계가 활발하게 일해주기 때문이다. 만약 막지 못하면 림프면역계가 참여하여 외부 침입자와 싸우게 된다. 림프면역계는 우리 몸에 널리 있는 림프절, 비장, 골수, 흉선 등을 거미줄처럼 연결하여 서로 도와가면서 외부 침입자와 싸운다. 이를 특이적 면역반응이라고 한다. 만약 침입 부위에서 비특이적 면역반응과정을 거쳐 외부 침입자를 제거하지 못하면 가장 가까운 림프절에서 먼저 싸우면서 전신으로 퍼지지 못하도록 막는다. 그래서 상처가 나면 상처부위의 **발적**이 일어나고 더 시간이 지나면 림프절이 부어 오르는 것을 볼 수 있다.

특이적 면역반응

우리 몸에서는 외부 침입자가 침입하면 일차적으로 비특이적 면역계를 동원하여 방어한다. 그러나 비특이적 면역계가 제대로 외부 침입자를 제거하지 못하면 특이적 방어기구가 활성화되기 시작한다.

비특이적 면역반응은 외부 침입자가 나타나면 즉시 투입하여 방어할 수 있는 방어체계이지만, 특이적 면역계는 미리 준비를 해야 한다. 준비가 되어 있지 않다면 훈련을 거듭하여 외부 침입자와 싸울 수 있는 설비(항체 등)를

[용어설명]

발적 – 피부에 염증이 생겼을 때 그 부분에 빨갛게 부어 오르는 현상

갖추어야만 싸움이 가능하다. 우리 몸으로 쳐들어오는 외부 침입자들(미생물, 병원균 등)을 막아내는 무기인 항체는 한번 만들려면 많은 면역세포들과 **항원제시세포**의 협력이 있어야 한다. 이 작업은 과정이 복잡하고 시간이 걸린다. 그러나 한번 만들 수 있는 능력을 갖추면 우리 몸은 그 방법을 기억해 둔다. 그래서 다음에 같은 외부 침입자가 나타나면 빠르게 싸울 수 있고, 이 능력을 배양하면서 생긴 면역능력은 비특이적 면역계에도 힘을 실어줄 수 있기 때문에 여러모로 외부 침입자에게 효율적으로 대처할 수 있다.

이렇게 해서 만들어진 항체라는 무기는 대식세포가 보다 빠르게 외부 침입자를 잡아먹을 수 있도록 도와주고 보체라는 무기에도 힘을 실어준다. 이와 같이 항체라는 무기가 중심이 되어 외부 침입자를 퇴치하는 면역반응을 '체액성 면역'이라고 한다.

이에 반해 외부 침입자들을 T림프구가 중심이 되어 퇴치하는 면역반응을 '세포성 면역'이라고 한다. T림프구는 전신을 돌아다니면서 세균, 바이러스에 감염된 세포를 공격하여 제거하기도 하고, 감염되어 제대로 일하지 못하는 세포들을 없애 더 이상 나쁜 세포(암세포 등)로 발전하지 못하도록 한다.

우리는 흔히 '스트레스를 받으면 면역능이 떨어진다'고 말한다. T림프구가 스트레스에 아주 민감해 나쁜 세포를 제거하는 능력이 낮아지기 때문이다. 스트레스가 암 발생에 큰 영향을 끼치는 것도 같은 맥락이다.

이런 특이적 면역반응을 잘 활용하면 우리는 많은 질병을 미연에 예방할 수 있다. 대표적인 예가 백신이다. 우리 몸에 침입하는 병원 미생물들을 죽

[용어설명]

항원제시세포 – 외부에서 침입한 병원균의 단백질과 같은 거대분자를 T림프구에 제시해서 면역반응이 잘 일어날 수 있도록 하는 세포를 말한다. 예를 들면 대식세포, 수지상세포, B림프구 등이 있다

이거나 **약독화**시키거나 방어해야 할 부분만을 분리해서 백신으로 만들어 투여하면 우리 몸은 이를 기억해 두었다가 해당 외부 침입자를 막아낸다.

구강(입안) 면역반응

침샘에서는 소화효소와 함께 항균물질을 분비한다. 그러나 이 항균물질만으로는 우리 몸으로 침입하는 미생물들을 막을 수 없다.

그래서 입에서 식도를 넘어 침입하는 미생물들을 막는 검문소가 '편도선'이다. 편도는 목 입구에 구개편도(좌우), 인두편도, 설편도, 이관편도(좌우)가 모여 동그랗게 링 모양으로 검문소를 만들고 있다. 이 검문소를 '발다이어고리(Waldehyer's ring)' 라고 한다.

이 검문소(편도선)에서는 바이러스나 세균과 같은 병원체가 입이나 코를 거쳐 우리 몸 속으로 침입하려고 할 때 들어오지 못하도록 하는 것이 주 임무다. 편도선은 바이러스나 세균의 침입을 막기 위해 고도의 면역체계를 활용한다. 처음에 미생물과 싸워서 쉽게 이기면 문제가 없지만 싸움이 쉽게 끝나지 않으면 편도는 열을 내고 붓는다. 이렇게 하면 편도의 주위에서부터 시작해서 전신에서 더 많은 면역세포들을 동원 할 수 있다.

감기 등으로 인해 편도선이 붓고 열이 나는 경우가 있다. 이는 감기를 일으키는 바이러스가 침입하여 편도에서 쉽게 제거할 수가 없어 전신의 면역세포들을 총동원하는 과정에서 인두염 또는 편도염이 생긴 것이다.

편도선염은 일반적으로 신체 면역능이 낮아지면 더 잘 생긴다. 편도의 면

[용어설명]

약독화 – 독성을 거의 없애는 반응

역세포만으로 방어할 수 없기 때문이다. 예를 들어 신체의 면역능이 낮아지면 포도상구균, 연쇄구균, 인플루엔자바이러스, 아데노바이러스에 감염되기 쉽고 편도선염도 생긴다. 이 외에도 영양소가 부족한 탄수화물 위주의 식사를 계속하거나 과로, 과음, 과식을 하게 되는 경우에도 생길 수 있다.

신체의 면역능이 낮아 편도선염이 잘 생기는 경우에는 전신의 면역세포들이 총동원되어 외부 침입자들을 제거한다. 그럼에도 불구하고 편도에서 제거하지 못하면 전신이 감염되어 패혈증이 되고 심한 경우에는 사망할 수 있다.

그러므로 우리 몸의 면역능만 믿고 외부 침입자를 우습게 봐서는 안 된다. 외부 침입자와 싸워서 이기지 못하면 패혈증뿐 아니라 체온이 심하게 높아지면서 뇌세포 파괴 등을 초래할 수 있다. 게다가 이런 면역반응이 과도하게 진행되면 관절염이나 대장염과 같은 만성염증을 유발하기도 한다.

알레르기 비염, 기관지 천식, 습진 등으로 고생하는 아이들은 건강한 아이들에 비해 일반적으로 편도선이 더 크다. 이런 아이들은 숨쉬기가 어렵고, 코에서 분비물 배설이 원활하지 않아 코막힘도 심하다. 이렇게 아데노이드를 포함한 편도가 비정상적으로 크면 무호흡을 비롯해 심장과 신장에 합병증이 생길 수 있다. 그러므로 심한 경우에는 병원을 찾아 적절한 상담을 받아볼 필요가 있다.

목이 붓는 급성 편도염의 경우, 일반적으로 충분히 수분을 섭취하고 구강을 깨끗하게 하면 바이러스나 세균이 줄어들어 편도선염이 생기거나 악화되는 것을 막는데 도움이 된다.

입 안에 거친 음식물이 들어오거나 잘못하여 입 안에 상처를 내면 고통스럽다. 그렇지만 다른 상처부위에 비해서는 통증이 적다. 그 이유는 침샘에서 소화효소가 분비될 때 모르핀보다 강력한 항통증 물질인 '오피오르핀

(Opiorphin)'을 같이 분비하기 때문이다.

위장 면역반응

입 안과 편도에서 1차로 외부 침입자들을 거르지만 음식물을 포함한 많은 외부 침입자들이 식도를 거쳐 위장으로 들어온다. 그러면 위에서는 위점막의 점액선에서 점액질을 분비시켜 위점막이 미생물에 감염되지 않도록 막는다. 또한 점액선에서는 침샘에서와 같이 항균물질과 염산을 분비하여 세균을 죽인다. 점액 성분들 중 일부는 외부 침입자들을 막는 면역세포들과 정보를 교환하면서 외부 침입자들이 체내로 들어오지 못하도록 막는 역할을 하기도 한다.

그러나 목의 편도선이나 소장과 대장의 장점막림프조직(GALT, gut-associated lymphoid tissues)과 비교했을 때, 위의 면역계는 상대적으로 덜 발달되어 있다. 위산, 소화효소와 적은 면역세포들로 외부 침입자의 공격을 효율적으로 막아야 하는 것이다.

소장과 대장의 면역반응

소장과 대장의 면역을 담당하는 기관이 장점막림프조직(GALT, gut-associated lymphoid tissues)이다. 이 장관면역기관은 우리 몸 전체 면역의 60% 이상을 동원하여 외부 침입자들인 우리가 먹는 음식물과 그 음식물에 포함된 미생물들을 감시하는 기관이다. 이 장관면역계는 음식물 또는 감염 미생물을 처리하기 위해 소화효소, 점액질, 라이소자임, 장관상피세포, 비특이성 면역계에 관여하는 면역세포와 특이성 면역계에 관여하는 면역세포가 체계적이고 협동적으로 작용한다.

이와 함께 이미 우리 소화관에 자리를 잡고 있는 장내세균들도 외부에서 들어오는 미생물이 자리 잡지 못하도록 방어하고, 장관면역계의 조직과 기능의 발달에 중요한 역할을 담당한다.

장내세균군집은 우리가 먹는 음식물에 의해 좌우되는데, 좋은 장내세균을 잘 자라게 하고 나쁜 장내세균은 자라지 못하도록 억제하는 먹거리가 있는가 하면 이와 반대로 작용하는 음식물도 있다. 좋은 장내세균이란 면역세포와 상호작용을 통해 면역력 증진에 영향을 줄 수 있는 균을 말한다. 이처럼 장내세균은 음식물의 영향을 받아가면서 외부 침입자들인 음식물, 감염미생물들에 대해 제어하는 역할을 한다.

장관상피세포는 영양소의 흡수를 주관하는 조직이다. 그러나 체내로 침입하여 질병을 일으킬 수 있는 외부 침입자를 막는 물리적 장벽 역할을 하는 조직이기도 하다. 장관상피세포에서 이를 관장하는 것이 '장관 타이트 정션 단백질들(tight junction proteins)'이다. 이 단백질들은 세포 틈을 통과해 확산되는 외부 침입자인 미생물, 독소, 알레르겐 등의 투과성을 결정한다. 장(소화관)이 건강할 때는 미생물, 독소, 알레르겐의 흡수를 막지만 장누수증후군, 대장염 등의 장 질환이 있을 때는 타이트 정션 단백질이 제대로 작용할 수 없을 만큼 약해져 있어 침입을 허용할 수밖에 없다.

이렇게 외부 침입사가 장관상피세포를 통과해서 체내로 침입할 때를 대비하여 장관상피세포 아래에는 외부 침입자들을 막기 위해 비특이적 면역세포인 수지상세포(dendritic cell), 대식세포(macrophage), 자연살해세포(NK cell) 등과 특이적 면역세포인 T림프구, B림프구 등이 방어진지를 구축하고 있다.

가장 먼저 외부 침입자들이 전신으로 퍼져나가지 못하게 싸우는 면역세포는 비특이적 면역계 세포들이다. 예를 들면 대장균이 장관상피세포를 통과해서 체내로 들어오면 비특이적 면역을 담당하는 면역세포들은 대장균의 내독소(리포폴리다당)로 구성된 세포외막 성분을 인식하는 수용체(톨유사 수용체라고도 부름, Toll-like Receptor)를 가동하여 대장균을 잡아먹는다. 아울러 이 반응을 더 빠르고 강력하게 하기 위해 T림프구와 B림프구에도 이를 기억하도록 면역반응을 진행한다.

이 과정에서 T림프구는 면역반응을 어떻게 조절할 것인지를 결정한다. T림프구에는 크게 4종류가 있으며, 외부 침입자가 우리 몸으로 침입하면 이 4종류의 T림프구 중 가장 많이 필요로 하는 것들은 늘어나고, 필요가 없어지면 다시 줄어든다. 만약 이 T림프구가 외부 침입자를 막지 못하면 감염증 등이 일어날 수 있고 너무 과도하게 막으면 만성염증, 알러지, 자기면역증 등을 일으킬 수 있다.

이 면역반응들이 과도하게 치우쳐 있는 경우에는 과도한 반응을 근본적으로 낮춰주는 것이 필요하다. 그러나 그렇지 않은 경우라면, 늘 항상성을 유지할 수 있도록 도와주는 것이 필요하다. 이런 면역반응의 항상성을 유지하는데 프로바이오틱스가 도움이 되는 경우가 많다.

장도 생각한다
뇌장축 이론

제 2의 뇌, 장

뇌는 우리 몸을 제어한다. 물론 장도 조절한다. 오랫동안 우리는 장 운동에 문제가 생기면 장을 치료하거나 뇌를 제어하면 된다고 생각했지만, 뇌에 이상이 있는 것과 장은 관계가 없다고 생각해왔다.

'기능성위장관장애(Functional gastrointestinal disorder)'라는 질병이 있다. 이 질병은 아직 원인이 확실하게 밝혀지지 않았지만, 만성적이고 반복적으로 발생하는 이 질환의 상당수가 장이나 뇌만의 문제가 아니라 뇌와 장의 부조화 또는 항상성장애로 생기는 질환이라는 사실이 밝혀지고 있다.

미국 컬럼비아 대학 교수인 마이클 거숀 박사는 장을 '제2의 뇌'라고 명명했다. 장에는 뇌나 척수의 명령을 받지 않고 장기를 움직일 수 있는 신경세포가 존재하여 독자적으로 움직일 수 있기 때문이다.

장에는 뇌와 마찬가지로 신경계와 내분기계가 존재한다. 장에 존재하는 신경세포 수는 약 1억개로 뇌를 제외한 다른 어떤 장기의 신경세포 수보다 많다. 또한 장과 뇌는 약 2000가닥의 신경섬유로 서로 연결되어 서로에게 영향을 미친다. 변비를 가지고 있는 사람들을 보면 대부분 초조함이나 스트레스 증상을 보이는 경우가 많다. 이는 장의 이상이 뇌에 영향을 미쳤기 때문이라 추측해 볼 수 있다.

장에 있는 장관신경계(enteric nervous system, ENS)는 중추신경계(central nervous system, CNS)와 기원이 같다. 그래서 뇌에서 생산하는 호르몬이 장신경세포에서도 생산된다. 이는 같은 호르몬이 뇌와 장에서 생산되고, 이 호르몬에 의해 장과 뇌가 조절된다는 것을 의미한다. 호르몬에 따라서는 뇌에서 만들어지는 호르몬 양보다 장에서 만들어지는 호르몬 양이 많은 경우도 있다. 세로토닌이 그렇다. 이 호르몬은 장에서 95%가 만들어진다. 세로토닌은 우리 몸 전체를 돌아다니며 도파민(쾌락, 성욕, 식욕 등을 조절), 노르아드레날린(불안, 스트레스 등을 조절)을 조절한다.

그렇다면 장에서 이 호르몬이 만들어지는 과정은 어떻게 조절될까? 우리가 먹는 음식물과 어떤 장내세균이 살고 있는가에 따라 좌우된다. 즉 먹는 음식물에 따라 장내세균이 조절되고, 장내세균이 생산하는 부산물들이 장관신경세포를 조절하게 된다. 이는 먹는 음식에 따라 사람의 감정이 조절 될 수 있다는 것을 의미한다.

이와 같이 장과 뇌가 연결되어 작용하면서 장에서 일어나는 일을 뇌에서 인식하고 관리하는 것뿐만 아니라 장이 하는 일에 따라 뇌가 영향을 받을 수 있는 것이다. 이처럼 뇌와 장이 서로 연결되어 하나처럼 생체변화를 제어하는 것을 뇌장축의 상호작용이라고 한다. 뇌장축(brain-gut axis)은 뇌(brain)와 장(gut) 간의 인체기능 유지를 위한 상호작용 시스템을 의미하며, 부교감신경이나 호르몬을 통한 뇌에 의한 장의 조절과, 장내세균에 의해 생성되는 신경전달물질이나 장내 환경 변화들에 의한 뇌 기능의 조절을 동시에 인식하는 시스템을 의미한다.

최근 장내세균군집도 학습과 기억, 의사결정 과정 등 뇌의 기능에도 관여하여 정신기능실조(mental dysfunctions)나 뇌질환(brain diseases) 발병 등에 매우 중요한 역할을 할 수 있음이 밝혀지고 있다.

게다가 얼마 전에는 식품 보존제를 동물에게 투여했더니 서로 싸우는 빈도가 높아졌다는 보고가 있고, 인스턴트식품 노출이 많은 어린이들에게 집중력 결핍이 생기고 성격도 포악해지고 있다는 보도도 있었다. 이런 연구는 장내세균이 뇌를 조절해서 나타나는 질환들이 앞으로도 계속 될 수 있다는 것을 의미한다.

그만큼 '장'의 건강이 우리 몸 전체에 미치는 영향이 크다고 할 수 있겠다.

장내세균이
당신의 건강을
좌우한다

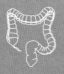

장내세균이란?
미생물에 대한 고찰

100,000,000,000,000.

세어보라. 얼마인가? 0이 무려 14개이다. 오른쪽 끝부터 일, 십, 백, 천, 만…아! 100조네. 그런데 이 숫자가 무엇을 의미할까?

세계 최고의 부호 빌 게이츠의 재산 규모인가? 틀렸다. 그의 재산은 800억 달러, 한화로 약 90조원에 미치지 못하므로 그건 아니다. 그렇다면 우리 몸의 세포 수? NO! 우리 몸의 총 세포 수는 60조 개이다. 정답을 공개하겠다.

우리 몸 속에 살고 있는 미생물의 총 수이다. 내 몸 속에 세포 수보다 더 많은 수의 미생물이 나와 함께 살고 있는 것이다. 이 미생물들을 한 줄로 세워 놓으면 지구를 두 바퀴 반이나 돈다. 그 무게만도 무려 1~1.5kg. 배변 덩어리의 40%가 미생물이라 해도 과언이 아니다.

미생물이란, 말 그대로 눈에 보이지 않을 만큼 작은 생물이다. 인류가 지구 상에 출현하기 훨씬 이전부터 존재했던 생명체로 우리가 세균, 바이러스, 곰팡이 등으로 부르는 것들이다.

인체 미생물의 대부분은 세균들이며, 장 속에 살고 있는 세균들을 '장내세균'이라고 한다. 그런데 이 세균들은 굉장히 많은 종류가 있는데다 그 수도 엄청나기 때문에 '장내세균군집'이라고 부른다. 이 장내세균들은 장 속에서 숙주가 섭취하는 음식을 영양분으로 살아가므로 일견 기생적인 존재라 생각할 수 있다. 하지만 실은 그렇지 않다. 그러면 무엇을 하는 존재인가?

장내세균들은 아주 대단한 일을 한다. 이들이 없으면 음식물을 제대로 소화시키지 못해 굶어 죽게 될 뿐 아니라, 체외에서 침투한 병원균들에게 대항할 방법이 없어 금세 병에 걸리게 된다. 그러나 우리는 평소 공기나 물의 소중함을 의식하지 못하듯이 내 몸 안에 존재하는 생명체인 미생물들이 얼마나 중요한지 인식하지 못하고 살아간다.

장내 소화관 안에는 미생물을 중심으로 한 다른 대자연이 펼쳐져 있고, 미생물은 인간과 공생 관계를 형성하고 있다. 지구의 나이가 50억년이라면 원시 인류의 출현은 고작 4~5백만 년 전이다. 호모 사피엔스라는 오늘날 현대 인류의 출현은 4~5만년 전에 불과하다. 그러나 미생물의 역사는 약 35억년이니 진화의 논리로 보면 인류의 먼 조상임에 틀림없다(진화론에 근거하여 설명한 것이며 창조과학에서는 다른 의견도 있음).

평범해 보이는 세균은 사실 놀라운 생존 능력을 갖고 있다. 사이언스 2002년 2월호에 발표된 논문에 따르면 공기 압력보다 1만 7,000배(약 113톤)나 높은 압력에서도 세균이 살아 남는다는 것이 실험으로 증명되었다. 지금까지 그 어느 생명체도 살아남을 수 없을 것으로 생각했던 압력이다. 게다가 이 실험에 사용된 세균은 사람의 장내에 살고 있는 장내세균군집 중에서 유익 미생물에 속하는 균이었다.

작은 박테리아는 0.000000001g에 불과하다. 지구상에서 가장 큰 동물인

푸른 고래는 100,000,000g이다. 그러나 박테리아는 고래를 죽일 수 있다.

세균 중에는 영하 15도에서 사는 것이 있다. 어떤 세균은 섭씨 113도에서도 살아간다. 땅 속 900m에서 사는 세균도 있으며, 염도 30%에서 살아남는 것도 있다.

세균의 바로 이런 강인함 때문에 진화론적 입장에서는 모든 생명의 선두에 세균이 있으며, 이들이 생명 탄생과 보존의 열쇠를 쥐고 있다고 보고 있는 것이다. 이런 의미에서 세계를 지배하고 있는 것은 인간이 아니라 미생물일지도 모른다. 이러한 미생물을 잘 활용하여 인류는 눈부신 과학 혁명을 이룰 수 있었다.

1907년 노벨상을 수상한 메치니코프(1845~1916)는 코카서스 지방 사람들의 장수 원인이 우유와 요구르트 내의 유산균에 있다고 발표했다. 20세기 수많은 사람들의 생명을 구하고 새로운 희망을 안겨준 기적의 약 '페니실린'도 미생물이 만든 화합물이었다.

장내세균군집의 전반적 기능에 대해서 우리는 아직도 정확하게 모르는 것이 많다. 그러나 장내세균군집이 면역계에 중요한 역할을 하고 있음은 속속 밝혀지고 있다. 우리의 몸 안에 존재하는 장내세균군집이 우리 삶의 질을 개선할 수 있는 무한한 가치를 갖고 있는 것이다.

의학에서는 이것을 몸의 '1차 방어계'라고 한다. 이것은 선점권이다. 즉, 우리 몸에 자리를 잡고 있는 많은 장내세균은 자신의 거주 영역을 지키려 할 것이고, 이것이 밖에서 신참자들이 침입하는 것을 막아주는 중요한 역할을 한다. 토박이 장내세균군집은 우리 몸과 장구한 기간 동안 함께 진화하면서 숙주에 대한 일방적인 공격과 착취가 서로 간에 이익이 되지 못한다는 것을 잘 알고 있다. 숙주의 몰락은 곧 자신의 몰락이기 때문이다.

그러나 신참자에게는 이러한 인식이 없다. 일단 몸을 장악하면 가능한 한 모든 수법을 동원해서 숙주를 착취하려고 할 것이다. 거기서 번식한 다음 다른 숙주를 찾아 이동하면 그만 아닌가? 우리의 병원성 질병들은 대부분이 외래 침입자들이 일으키는 전쟁이다. 이들의 침입을 막고 있는 1차 방어계가 바로 우리 몸 속의 미생물들이다. 이렇듯 내 몸 안에 거대한 생태계를 구성하고 있는 미생물들을 잘 조절해야 무병장수의 꿈을 실현할 수 있다. 그러자면 장내세균들의 생리와 특징을 잘 이해하고 그 생태계가 파괴되지 않도록 노력해야 한다.

장내세균군집은 내 몸의 체질과 건강을 좌지우지한다. 어쩌면 내 몸의 주인은 이런 미생물이라 해도 과언이 아닐 것이다. 우리 몸 속의 장내균총 차원에서 우리 몸은 바로 균총들이 일구어 온 삶의 터전이자 자신들의 우주이다. 다시 말해 우리 몸은 장구한 세월 동안 일어났던 거부할 수 없는 거대한 생태계이고, 수십억 년간의 생명의 전 역사를 압축한 결정판이다.

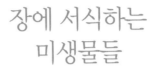

장에 서식하는
미생물들

우리의 장내세균들은 어디에서 왔을까?
– 사람의 소화관에 서식하는 미생물들

우리의 장 속에는 100조가 넘는 미생물들이 우리와 함께 살아가고 있다. 그러면 이 미생물들은 언제, 어디에서 왔을까?

사람이 태어나기 전에 미생물이 검출되는 경우가 간혹 있으나, 이는 어머니가 아기를 임신했을 때 태반 또는 자궁 등으로 감염된 미생물이 아기에게로 전염된 것으로 추측된다. 그러나 대부분의 아기는 어머니 자궁 안에 있을 때는 미생물이 전혀 없는 무균상태에서 자라는 경우가 일반적이다.

무균상태의 아기는 태어나는 순간 세상의 수많은 미생물들과 만나게 된다. 그래서 아기의 장내세균군집은 출산하는 환경에 따라 달라진다.

여성의 산도(질)에도 우리의 장내세균군집처럼 개개인마다 고유한 미생물들이 존재한다. 아기가 자연분만으로 태어나면 어머니의 산도를 지나면서 질 내에 서식하는 미생물들을 만나게 된다. 아기가 처음 감염되는 미생물이

자 아기의 장 속에 처음 자리잡는 미생물이 되는 것이다. 어머니의 질 내에 서식하고 있는 미생물 구성이 아기의 미생물에 영향을 미치게 되는 셈이다.

미국의 인체세균군집 프로젝트팀에서 연구한 결과에 의하면 건강한 여성의 90%이상은 질 내(산도)에 락토바실러스(Lactobacillus) 속 유산균이 60%이상을 차지하고 있으며, 이 유산균은 자연분만을 할 경우 가장 먼저 아기에게 감염된다. 어머니로부터 받은 이 미생물들은 아기의 피부뿐 아니라 입을 통해 감염되어 소화관으로 이동하고, 여자아기인 경우 질 내까지 감염이 이루어진다. 또한 곧이어 주위 환경에 의해 미생물에 감염된다(그림12). 여기서 중요한 점은 처음부터 유산균에 감염된 경우와 그렇지 않은 경우 각각 소화관에 자리잡는 미생물들이 다르다는 것이다. 처음에 감염된 유산균이 다음에 감염될 미생물들을 결정하는 셈이다.

제왕절개술로 태어나는 아기의 경우도 같다. 아기의 피부, 소화관 등에 감염되는 미생물은 아무래도 유산균보다는 공기 중에 있거나 의사, 간호사, 어머니의 피부(손) 등에 있는 것들이고, 이 미생물들이 아기의 몸 속에 자리를 잡는다. 그리고 이 미생물들이 앞으로 계속 아기가 만나게 될 미생물들 중 소화관에 정착할 수 있는 미생물들을 선택한다. 그러므로 처음에 어떤 미생물에 감염되는지가 아기의 일생 건강에 가장 중요한 인자인 셈이다.

자연분만으로 태어난 아기의 세균군집은 어머니의 산도(질)의 세균군집과 아주 닮아 있는 것을 볼 수 있다. 특히 '그림12'를 보면 주황색이 유산균인데 자연분만으로 태어난 아기에게서 유산균이 많이 자리 잡고 있는 것을 볼 수 있다. 그러나 제왕절개술로 태어난 아기의 세균군집은 유익한 세균인 유산균이 거의 없고, 산모의 피부 미생물과 많이 닮아있다.

아기가 성장하면서 이 유산균들은 건강에 많은 영향을 끼친다. 아기의 장

그림12. 출산경로에 따른 아기와 산모의 세균군집의 차이

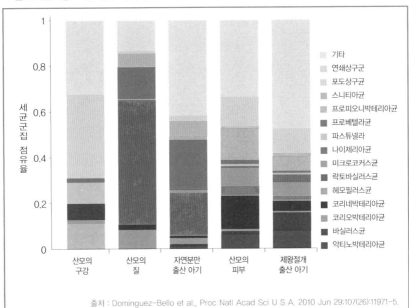

출처 : Dominguez-Bello et al., Proc Natl Acad Sci U S A. 2010 Jun 29;107(26):11971-5.

속에 처음 자리를 잡은 이 세균(미생물)군집은 장내 환경이 바뀌면 일시적으로 바뀔 수 있지만, 다시 예전 환경으로 돌아오면 원래 정착하고 있던 미생물들이 주 구성원이 된다. 즉 음식물이나 항생제와 같은 약물 등에 의해 장내 환경이 바뀌면 장내에서 살고 있는 미생물들의 비율이 바뀌어 우세점유 균주들의 숫자가 줄어들 수는 있지만, 쉽게 없어지지는 않는다는 얘기다. 만약 없어진다면 심각한 질병으로 이어질 수도 있다. 결과적으로 아기가 태어날 때 장내 자리잡았던 미생물들이 평생에 걸쳐 장에서 아기와 함께 살아가게 되는 것이다. 이 사실은 아기가 태어날 때 처음 노출된 미생물이 얼마나 중요한가를 우리에게 말해준다.

어떻게 아기에게 처음에 노출된 미생물들이 평생 동안 장 속에 살고 있는 것일까? 왜 나중에는 바뀌기 어려울까? 그 비밀은 바로 아기의 면역반응에 있다. 처음 수정란이 자궁에 착상하여 아기로 자라는 시점에서부터 어머니와 아기의 면역반응 줄다리기가 시작된다. 아기는 어머니의 관점에서 보면 항원으로 작용하는 외부물질이다. 어머니의 몸은 병원성 미생물에 대항하는 것처럼, 자궁에 침입하는 수정란에 대해 방어기전을 갖게 된다. 수정란은 이 난관을 이겨내야 자궁에 착상하고 아기로 자랄 수 있다. 그래서 수정란은 자궁에 착상하고 자라서 아기로 태어날 때까지 어머니의 면역반응을 이겨내기 위해 자궁에 면역억제반응을 유도한다. 그렇기 때문에 막 태어나는 아기의 온몸은 면역억제반응을 유도하는 물질에 피복되어 있다.

이런 상태에서 출산을 통해 아기의 온몸에 피복되는 미생물들은 아기의 건강에 중대한 영향을 미친다. 즉 어머니의 산도가 건강에 유익한 유산균으로 가득 차 있으면 아기는 이 산도를 거치면서 유산균들의 샤워를 받아 장 속에 처음부터 유익한 미생물들을 집어넣을 수 있어, 앞으로 아기가 세상에서 접하게 될 온갖 유해한 미생물들을 물리칠 수 있다.

막 태어난 아기는 면역반응이 아직 발달되어있지 않은 상태이므로 미생물과 같은 외부환경으로부터 노출되는 항원들에게 관용을 베풀기 쉽다. 이때 노출되는 항원에 대해서는 면역반응이 일어나지 않는 셈이다. 만약 항원들 중에 유해한 미생물이 많다면 나중에 심각한 감염증으로 고생할 수 밖에 없다.

그러나 만약 좋은 미생물에 피복되어 있다면 아기의 장내에-여자 아기라면 질 내에도- 유익한 미생물들이 자리를 잡아 아기에게 병원균의 감염을 막는 면역반응을 활성화시켜 줄 뿐만 아니라, 이러한 좋은 미생물 자체가 나쁜 미생물들과 잘 싸워 이기는 유산균들이기 때문에 아기의 평생 건강에 도움을 주게 된다.

면역반응이 발달되지 않은 아기 때 장내에 정착한 미생물은 아기의 면역체계가 관용을 베풀기 쉬워 평생을 서식하여 살아가는데 도움이 되지만, 아기의 면역반응이 발달된 후에 장내로 침투해오는 미생물들은 장내에 잘 정착되지 않는다. 바로 이것이 장내세균군집이 쉽게 바뀌지 않는 이유이다. 만약 새로운 미생물이 감염되어 정착한다면 새로운 감염질환이 생기며, 이는 사람에게 치명적일 수도 있다. 그래서 태어나서 수개월이 지난 후부터는 장내에 새로운 미생물이 정착하기란 쉽지 않다. 대신에 이 때 한번 정착했던 미생물은 쉽게 없어지지도 않는다.

그러므로 여러분이 성장 후에 섭취하는 유산균 음료, 발효식품의 유산균들은 여러분의 장내에 정착하는 것이 불가능하다. 만약 정착한다면, 오히려 새로운 질병을 일으킬 수도 있다. 그러므로 장내에 정착하지 않는 유산균을 복용하는 것이 건강에 더 도움이 될 수도 있다.

사람의 장에는 어떤 미생물들이 살고 있을까?

사람은 태어나면서 어머니의 산도 또는 피부 등에 존재하는 미생물들에 감염되고, 장내에 미생물이 서식하기 시작한다. 태어나는 순간의 태변을 검사해보면 미생물이 존재하지 않는 무균상태이지만, 태어나서 3~4시간이 지나면 장내에서 **연쇄상구균**(Streptococcus), **대장균**(E. coli), **클로스트리디움균**(Clostridium)과 같은 미생물들이 검출되기 시작한다.

그리고 수유를 시작하면서 급격하게 평생을 함께 할 장내세균군집이 구성된다. 처음에는 연쇄상구균(Streptococcus), 락토바실러스균(Lactobacillus), 클로스트리디움균(Clostridium), **포도상구균**(Staphylococcus), 대장균(E. coli) 등이 검출되고, 생후 3일이 되면 소화관에서 아기의 대표적인 **우성점유**

균주이면서 유익균주인 **비피도박테리움**(Bifidobacterium)이 검출되기 시작하며, 이어서 **박테로이데스균**(Bacteroides)이 검출된다. 1000종 이상의 미생물들이 우리의 장을 거쳐 지나가면서, **혐기성미생물**들 중심으로 장내세균군집을 형성하기 시작하는 것이다.

이 때문에 모유수유를 하는 경우와 인공분유를 먹이는 경우에 장내세균군집이 달라진다.

예를 들면, 인공분유를 투여한 경우에는 모유 수유를 하는 경우에 비해 아기의 장내에 살고 있는 세균군집에서 비피도박테리움균(Bifidobacterium)과 락토바실러스균(Lactobacillus)은 적고, 박테로이데스균(Bacteroides), **유박테리움균**(Eubacterium), 연쇄상구균(Streptococcus), 대장균(E. coli)은 많다.

아기가 크면서 장내세균군집의 구조는 계속 바뀐다. 가장 큰 군집의 변화는 식이 변화, 정신적인 스트레스, 생체호르몬 변화 등에 의해 발생한다. 이런 시기로는 모유 또는 분유를 먹다가 고형식으로 바뀔 때, 노화로 인해 면역기전이 급격하게 변할 때, 질병에 걸렸을 때, 항생제와 같은 약물을 복용했을 때 등을 꼽을 수 있다.

[용어설명]

연쇄상구균 – 자연에 널리 분포하는 세균으로 대부분 나쁜 미생물(일부 좋은 세균도 있음)
대장균 – 소화관에 서식하는 나쁜 세균의 하나
클로스트리디움 – 자연에 널리 분포하는 세균으로 대부분 나쁜 미생물(일부 좋은 세균도 있음)
포도상구균 – 자연에 널리 분포하는 세균으로 대부분 나쁜 미생물(일부 좋은 세균도 있음)
우성점유균주 – 대부분을 차지하는 세균
비피도박테리움 – 유산균의 하나
박테로이데스균 – 소화관에 가장 많이 서식하고 있는 그람음성 세균의 하나
혐기성 미생물 – 산소(공기)가 없는 곳에서 사는 미생물
유박테리움 – 소화관에 많이 서식하는 그람양성 미생물의 하나

일반적으로 소년, 청소년, 성인이 되었을 때 장내세균군집은 약 100조 마리가 되고, 분변에서는 일반적으로 그램당 100억 마리 이상의 세균이 관찰된다. 이 균수는 사람의 전세포수를 합친 것보다 10배 이상 많은 숫자이다. 우리 장속에 살고 있는 미생물들은 소화관의 부위에 따라 차이가 있지만, 회장에서부터 대장에 가장 많은 미생물들이 살고 있다. 그리고 가장 많이 서식하는 미생물로는 박테로이데스균(Bacteoroides), 유박테리움균(Eubacterium), 펩토스트렙토콕코스균(Peptostreptococuss), 비피도박테리움균(Bifidobacterium), 연쇄상구균(Streptococcus) 등이 있고, 그 다음으로는 대장균과 클로스트리디움균(Clostridium), 메가스패라균(Megasphaera), 베이로넬라균(Veillonella) 등이 있다. 이 장내세균들도 나이가 들어가면 우성점유균주들의 수가 일부 감소하고 순서가 바뀐다. 예를 들어 비피도박테리움균 (Bifido-bacterium)은 나이가 들면서 감소하고, 락토바실러스균(Lactobacillus), 대장균, 연쇄상구균 (Streptoococcus)은 증가한다.

최근에는 많은 유전자를 동시에 빠르게 분석할 수 있는 유전자분석법이 개발되면서 장내세균군집의 구조를 빠르고 신속하게 분석할 수 있게 되었다. 이와 같은 방법으로 분석한 결과에 의하면 우리의 장에서 검출되는 미생물은 2000종이 넘고, 지금까지는 알려지지 않았던 새로운 장내세균들도 계속 검출되고 있다. 그러나 이 분석법에도 한계가 있다. 장내에 자리잡고 살아가는 미생물들뿐만 아니라, 우리의 장을 거쳐 지나가는 **통과미생물**까지 모두 검출하기 때문이다. 하지만 많은 미생물들을 신속하게 분석할 수 있는 방법의 개

[용어설명]

통과미생물 – 입으로 들어가 미생물이 소화관에 자리잡지 못하고 그냥 통과하여 배설되는 미생물

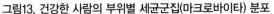

그림13. 건강한 사람의 부위별 세균군집(마크로바이타) 분포

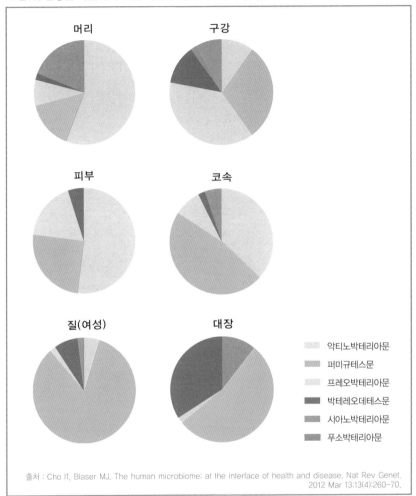

출처 : Cho I1, Blaser MJ. The human microbiome: at the interface of health and disease. Nat Rev Genet. 2012 Mar 13:13(4):260-70.

발은 장내세균군집과 질병과의 상관성을 연구하는데 많은 발전을 가져와 비만, 자폐증, 파킨슨병, 대장염 등이 장내세균과 밀접한 관련이 있음이 보고되기에 이르렀다. 이 방법으로 분석한 사람의 장내세균군집은 식습관, 환경, 나

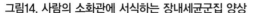

그림14. 사람의 소화관에 서식하는 장내세균군집 양상

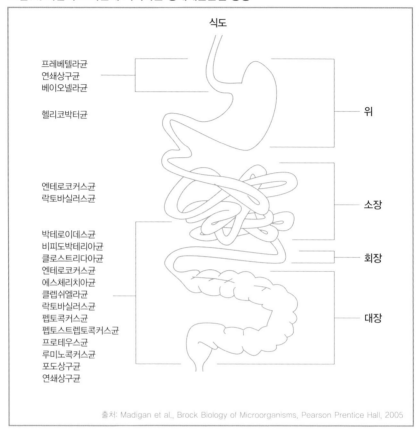

식도

프레베텔라균
연쇄상구균
베이오넬라균

헬리코박터균

위

엔테로코커스균
락토바실러스균

소장

박테로이데스균
비피도박테리아균
클로스트리디아균
엔테로코커스균
에스체리치아균
클렙쉬엘라균
락토바실러스균
펩토콕커스균
펩토스트렙토콕커스균
프로테우스균
루미노콕커스균
포도상구균
연쇄상구균

회장

대장

출처: Madigan et al., Brock Biology of Microorganisms, Pearson Prentice Hall, 2005

이에 따라 차이는 있지만 문(phylum) 수준에서 퍼미균테스문(Pirmicutes)과 박테로이데테스문(Bacteroidetes)이 가장 많았으며, 다음이 악티노박테리아문(Actinobacteria), 프로테오박테리아문(Proteobacteria) 순이었다. 이 중에서도 퍼미규테스문(Firmicutes)와 박테로이데테스문(Bacteroidetes)의 비율은 비만, 대장염, 노화 등에 중요한 지표가 되고 있다.

나이가 들면 장내 미생물은 어떻게 변할까?

아기가 태어나고 모유 또는 분유를 먹기 시작하면서 고형식이, 생활양식, 노화 등에 의해 아기의 장내에 정착했던 장내세균군집의 구성은 바뀌어나간다. 그러나 장내세균군집을 구성하는데 있어 가장 큰 영향을 미치는 것은 어떤 미생물들이 처음 장내에 정착했는가이다.

모유나 분유를 먹는 아기 모두 처음에는 악티노박테리아(Actinobacteria)문의 비피도박테리움(Bifidobacterium)이 중심이 된다. 그러나 모유를 먹는 아기는 비피도박테리움(Bifidobacterium) 다음으로 박테로이데테스문(Bacteroidetes)과 퍼미큐테스문(Firmicutes)이 비슷하게 분포한다. 분유를 먹는 아기는 퍼미큐테스문(Firmicutes)과 비피도박테리움균(Bifidobacterium)이 비슷하게 관찰되며 박테로이데테스문(Bacteroidetes)의 수는 적다. 그러다가 아기들이 고형식을 먹기 시작하면서 악티노박테리아문(Actinobacteria)인 비피도박테리움균(Bifidobacterium)은 급속히 감소하고 그 자리를 박테로이데테스문(Bacteroidetes)이 대신하게 된다. 이러한 미생물 구성은 어린이까지는 큰 변화가 없으나 성인이 되면서 퍼미큐테스문(Firmicutes)이 더 증가하고 나이가 들면 급속하게 증가한다. 장수한 사람들을 보면 대체로 아기와 같이 악티노박테리아문(Actinobacteria)이 상대적으로 높은 것을 볼 수 있다.

예전 배양연구법에 의한 연구에서도 나이가 들어감에 따라 비피도박테리움균(Bifidobacterium)은 감소하고, 락토바실러스균(Lactobacillus)과 함께 유해한 미생물인 베이로넬라균(Veillonella), 대장균 등의 미생물들이 증가하는 결과를 보였다. 이런 장내세균군집의 변화는 음식물의 아미노산, 콜레스테롤, 지방산 등으로부터 발암물질을 만들 가능성을 높이고, 장 질환뿐 아

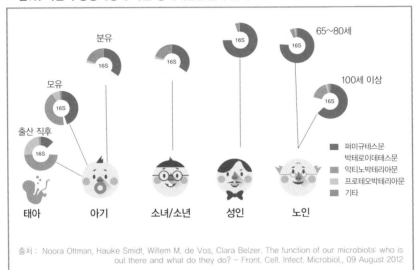

그림15. 사람의 성장과정에 따른 장내세균군집의 변화

분유

모유

출산 직후

65~80세

100세 이상

■ 퍼미큐테스문
■ 박테로이데테스문
■ 악티노박테리아문
■ 프로테오박테리아문
■ 기타

태아　　아기　　소녀/소년　　성인　　노인

출처 : Noora Ottman, Hauke Smidt, Willem M. de Vos, Clara Belzer. The function of our microbiota: who is out there and what do they do? – Front. Cell. Infect. Microbiol., 09 August 2012

니라 더 나아가서는 전신질환에 영향을 미친다.

장내세균군집을 변화시키는 것은 뭘까?

우리의 장 속에 살고 있는 장내세균군집은 환경의 영향을 받는다. 좋은 먹이를 주면 증식했다가, 항생제를 투여하면 죽거나 증식이 억제된다. 사람의 장 속에 살고 있는 미생물들은 대체로 장내에 저류하는 소화관내용물(음식물)들에 붙어 살기도 하지만, 우리의 장 점막벽에 붙어 살기도 한다. 만약 장내 점막세포가 수명을 다해서 떨어지면 이 떨어진 세포는 미생물의 먹이가 되고 다시 자라난 미생물들이 또 다른 점막세포에 붙어 살아간다.

장내세균군집에 영향을 줄 수 있는 인자들은 '내인성인자'와 '외인성인자' 두 가지이다.

내인성인자로는 숙주의 유전자를 들 수 있다. 사람마다 소화관벽 및 점막 합성의 유전자가 다르고, 활성에 차이가 있다. 소화관벽에 부착하여 살아가는 미생물들도 그 차이만큼이나 달라질 수 밖에 없다.

뿐만 아니라 장내세균들은 여러 층으로 이루어져 있다. 일차적으로 숙주의 장벽에 미생물이 부착하며, 그 위로 부착된 미생물에 수용체를 갖는 다른 미생물이 부착하는 방식이다. 이렇게 여러 층이 겹쳐져 장내세균군집을 형성한다. 때문에 처음에 장벽에 부착한 미생물이 다르면 그 위에 부착한 미생물들도 차이가 나고, 전체적으로 장내 미생물군집의 구성은 상당한 차이를 갖게 된다. 이런 맥락에서 인종이 다른 경우, 장내세균군집 구성에 더 큰 차이를 갖게 될 수 있다.

이외에도 숙주가 생산하는 호르몬, 항균물질 등이 장내세균군집 형성에 영향을 미친다. 특히 스트레스는 장내세균군집에 상당한 변화를 준다. 스트레스를 받으면 교감신경계로부터 **노르아드레날린** 등이 장내로 분비된다. 그러면 이를 이용하는 미생물이 증가하고, 일부 미생물은 상대적으로 자라지 못하게 된다. 게다가 장의 운동성이 급격하게 낮아지기 때문에, 미생물들이 급속하게 증식하다가 영양분이 고갈되면 급격하게 감소한다.

최근에는 스트레스와 같이 **뇌장관호르몬**에 영향을 주는 정신질환들이 장내세균에 영향을 주고, 장내세균군집의 변화가 다시 정신질환을 악화시킨다는 사실이 밝혀지고 있다. 다시 말해 장 건강 관리가 단순히 장 질환에서 끝나는 것이 아니라 정신질환과도 관련이 있다는 것이다.

[용어설명]

노르아드레날린 – 긴장했을 때 교감감신경계에 분비하는 호르몬의 하나
뇌장관호르몬 – 뇌와 소화관에서 공통으로 분비하는 호르몬

이외에도 장에서 분비되는 항균물질들, 위에서 분비되는 위산은 입을 통해 들어온 미생물들을 무차별하게 죽임으로써 미생물들이 외부에서 들어와 감염시킬 기회를 차단한다. 그러나 무산증환자나 나이가 들어가면서 위산 분비가 급속히 떨어지는 사람은 그만큼 외부에서 들어온 미생물들에 의해 장내 감염증에 시달릴 가능성 높아진다.

장내세균군집에 영향을 주는 외인성 인자로는 음식물, 약물, 기후, 미생물 감염 등을 들 수 있다. 우리가 어떤 음식을 먹는지는 건강과 밀접한 관련이 있다. 육류 섭취를 많이 하면 비만, 고지혈증, 당뇨병 등 대사성질환에 걸리기 쉽다. 여기까지는 우리가 알고 있는 상식이다.

지금까지는 육류와 같이 지방 함량이 높은 음식은 음식 내에 존재하는 콜레스테롤과 같은 성분들이 다량 체내로 흡수되어 고지혈증, 비만 등을 유발한다고 생각해왔다. 그러나 최근 연구는 육류 섭취는 장내세균군집의 변화를 가져오고, 이 변화된 미생물들이 우리가 사용하지 못하고 버리는 에너지까지 모두 체내로 흡수할 수 있도록 돕고 있다는 것이 밝혀졌다. 그렇다면 미생물을 바꿔주는 것으로 비만을 억제할 수 있을까? 일부는 가능하다. 현재 비만을 유도하는 장내세균군집을 통제하여 비만을 억제할 수 있는 유산균이 발견되어 제품을 개발 중에 있기도 하다.

또한 항생제와 같은 약물은 장내에 살고 있는 미생물이 유익균이든 유해균이든 무차별로 공격하기 때문에 일부의 경우 설사, 일부에서는 변비를 일으킬 수 있다. 그러므로 항생제를 포함한 항균제를 사용할 때는 세심한 주의를 기울일 필요가 있으며, 프로바이오틱스 제제 등을 함께 섭취하여 장내세균군집의 불균형을 막아주는 것이 바람직하다.

장내세균군집의 역할

장내세균군집은 장의 면역세포를 활성화시킨다

사람은 태어나기 전에는 무균상태로 자라다, 출산 과정에서 어머니의 산도에 서식하던 미생물을 장 속으로 옮겨 받게 된다. 이렇게 이동한 미생물의 대부분은 아기의 식도를 지나가기 전에 입과 목 입구의 점액질, 항균물질에 의해 제거되거나 죽는다. 만약 목을 통과했다고 해도 아기의 장에 어떤 영향도 미치지 못할 가능성이 높다.

그러나 이런 과정이 끊임없이 반복되면서 이 미생물들은 아기 장의 자연면역계를 피해가면서 자리를 잡기 시작한다. 그리고 장내에 정착하여 그 수를 늘리기 시작한다. 이 과정은 태어나자마자 시작되어 1개월 이내 대부분 이루어진다. 이렇게 미생물이 장내로 들어가고, 자라고, 정착하면서 장관면역계를 활성화시키기 시작한다.

장에 정착한 미생물군집이 첫 번째로 활성화시키는 면역세포가 바로 수지상세포와 대식세포다. 이 면역세포들은 쉬고 있는 세포를 깨워서 끊임없이

그림16. 사람의 출생 전후 소화관 면역계

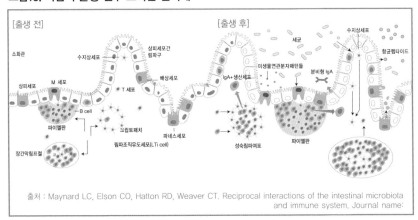

[출생 전] [출생 후]

출처 : Maynard LC, Elson CO, Hatton RD, Weaver CT. Reciprocal interactions of the intestinal microbiota and immune system, Journal name:

소화관의 상피세포, M세포를 통과하여 체내로 들어오는 미생물들을 잡아먹고, 면역반응을 수행한다. 그리고 이 과정에서 면역반응을 활성화시키는 다양한 화학물질들을 만들어낸다.

수지상세포와 대식세포는 **T세포**를 활성화시키는 사이토카인을 분비하여 T림프구를 활성화시키고, 이 T림프구는 또 다른 림프구를 활성화시켜 체내로 침투한 바이러스, 세균들이 자라지 못하도록 감염된 세포를 제거한다. 또 한편으로는 활성화된 T림프구가 B림프구를 깨워 항체를 만들도록 한다. 이렇게 만든 항체의 일부는 다시 장내로 분비되어 미생물들이 다시 장점막을 뚫고 체내로 들어오지 못하도록 한다.

이 과정에 장내세균군집이 없다면 면역반응이 활성화되지 못해 방어 능력이 미약할 수 있다. 하지만 어릴 때부터 장에 정착해있던 장내세균들이 면역

[용어설명]

T세포 - T림프구로 표시하는 것이 정확한 표현임. 이 T림프구를 T세포로 부르기도 함

반응을 활성화시켜준 덕분에, 미생물들이 바글바글한 이 세상에서도 사람은 살아갈 수 있는 면역력을 갖고 있는 셈이다.

만약 어머니의 자궁에서 나올 때 유해한 미생물이 정착했다면, 이 미생물들이 생성하는 독소 때문에 감염질환으로부터 자유로울 수 없다. 다행히 어머니 산도에 서식하는 미생물의 대다수는 유산균과 같은 유익균 들이다. 제왕절개술로 태어난 아기들의 경우에는 자연분만의 경우와는 달리 유산균의 샤워를 받지 못하지만, 이런 경우 대부분 유익하지는 않아도 유해하지도 않은 미생물들이 있는 환경이므로 불행 중 다행이라고 생각할 수 있다.

보이지 않는 전쟁
– 장내세균군집의 밸런스는 왜 중요한가?

우리 장 속에 살고 있는 장내세균들은 그 종류만 1000여종, 숫자로는 100조 마리에 달할 만큼 어마어마하다. 이 장내세균들 중에는 유산균, 비피더스균과 같이 우리에게 도움을 주는 유익균들도 있고, 살모넬라균이나 대장균, 클로스트리디움(Clostridium)과 같은 유해균들도 있다. 그리고 평소에는 우리의 건강에 해도 주지 않고, 그렇다고 이롭지도 않은 중간 부류의 장내세균들도 있다.

이들은 우리의 장이 소화, 흡수하고 남은 음식물들을 대사, 발효하여 먹고 살면서 우리와 공생하고 있다. 그리고 이런 과정에서 장내세균의 종류만큼 다양한 대사산물들을 만들어내고, 우리 몸이 스스로 분해하지 못하는 성분들을 분해하여 우리가 이용할 수 있게 도와주기도 한다. 대장균이나 클로스트리디움과 같은 유해균이라는 딱지가 붙은 균들도 우리의 장 속에서 꼭 나쁜 역할만 하고 있는 것은 아니다. 장내세균들은 서로가 서로를 견제하기도 하고 도와주기도 하면서 서로에게 영향을 주며 공존하고 있다.

그런데 이 과정에서 장내세균군집의 균형이 중요하다. 장내세균군집은 우리의 건강에 미치는 영향을 기준으로 크게 유익균, 유해균, 중간균들로 나눠볼 수 있는데 어느 쪽 세균들이 우세하냐에 따라 전체 장내세균군집의 대사과정이나 대사산물의 종류가 크게 달라지게 된다. 다시 말하면 우리가 먹은 음식물들이 우리의 장 속에서 발효 되느냐, 아니면 부패 되느냐는 장내세균군집의 구성에 따라 달라진다.

우리의 장내세균군집 중에서 대장균이나 클로스트리디움과 같은 유해균들이 많아지면 장내 내용물들이 대사, 부패되면서 장내 독소나 발암물질이 생성된다. 그리고 이러한 환경에서는 중간균들도 유해균들과 함께 부패과정에 동참하여 우리 몸에 해로운 대사물질들을 만들어내거나, 유해균들이 발암물질들을 만들어낼 수 있도록 도와주는 역할을 하게 된다.

반대로 유산균이나 비피더스균과 같은 유익균들이 많은 경우, 이 균들은 장내 내용물들을 대사하여 유기산을 만들고 항균물질들을 만들어내어 낮은 pH에서 잘 살지 못하는 유해균들의 증식을 억제한다. 그리고 장내 환경이 유해균들이 살기에 좋지 않은 환경이 되면 중간균들도 이 환경에 맞춰 유익균들과 함께 유해균들을 억제하고, 우리가 이용하지 못하는 영양성분들을 이용할 수 있게 도와주는 역할을 수행한다.

장내세균군집들에 유익균들만 존재하면 좋겠지만, 끊임없이 외부로부터 다양한 미생물들에 노출되는 이 세상에서 그건 불가능하다. 그리고 우리가 유해균이라 부르는 미생물들도 우리 몸 속에서 우리가 분해하지 못하는 물질들을 분해해주거나, 외부에서 들어온 미생물들을 물리치기도 하는 등 나름의 역할을 수행한다. 때문에 유해균을 완전히 제거하려 애쓰는 것보다는 우리의 장 속에서 유해균들이 너무 득세하여 이 균들이 우리 몸에 해로운 독소나 발암물질들을 생성하지 않도록 적절히 제어해 주는 것이 바람직하다.

장내에 유익균들이 살기 좋은 환경을 만들어주어 장내세균들이 우리를 위해 일할 수 있도록 도와주는 것이 우리가 할 수 있는 일이라고 할 수 있다.

장내세균-장-뇌축

앞에서 장과 뇌가 서로에게 영향을 미친다는 뇌장축 이론을 소개했지만, 여기에 장내세균도 한 축을 담당한다는 것이 최근 계속 밝혀지고 있다.

미국 메릴랜드 의과대학에서 발표한 논문에 따르면, 사람이 화가 나거나 감정이 격해지면 분비되는 스트레스 호르몬인 에피네프린 또는 노르에피네프린 등을 인식하여 독소를 생산하는 장내세균들이 있다고 한다. 이 연구는 스트레스를 받으면 다양한 독소들을 생산하는 균주들이 모여서 사람에게 해를 끼칠 수 있는 독소를 생산, 설사를 일으킬 수 있다고 보고하고 있다.

독소를 생산하는 미생물들이 증가하면 왜 설사가 일어날까? 우리 몸은 독소로부터 자신을 보호하기 위해 무독화반응을 진행하거나 독소를 제거하려 한다. 몸에서 독소를 체외로 제거하기 위해서는 장 운동을 활발하게 조절해 설사를 일으켜야 하는데, 이 역할을 하는 것이 장내상피세포에 존재하는 내분비세포의 일종인 장크롬친화성세포이다. 장크롬친화성세포에는 인체 내 세로토닌의 90%가 저장되어 있는데, 미생물에 의한 독소가 많아지면 장크롬친화성세포에서 뇌신경전달물질인 세로토닌의 분비량을 늘려 장 운동을 활발하게 하고, 설사를 통해 독소를 체외로 배출한다. 그러므로 설사가 날 때 지사제를 복용하는 것은 오히려 미생물에 의해 생성된 독소를 장 밖으로 배출시키지 못하게 해 더 심각한 질환을 유발할 수 있다.

위에서 얘기한 일련의 과정을 다시 한 번 살펴보면 장내에서 일어나는 일이 장관의 **미주신경**을 통해 뇌로 전달되고, 뇌 신경전달물질이 다시 장을 조절한다는 것을 알 수 있다. 이와 같이 장과 뇌에서 동시에 작용하는 신경전달물질들을 뇌장관호르몬이라고 한다.

최근에는 이처럼 장내세균군집이 생물의 기분과 행동, 뇌의 발달에까지 영향을 준다는 연구가 계속되면서 '장내세균-장-뇌 축(microbiome-gut-brain axis)'이라는 용어가 생겨났다. 이 말은 우리의 감정이 장내세균군집에 영향을 미쳐 장내 호르몬 생산을 조절하거나, 또 반대로 장내세균이 호르몬과 비슷한 화합물들을 합성하여 장내신경세포들에 영향을 주어 최종적으로 뇌에 자극을 주거나 조절할 수 있음을 의미한다. 하찮게 보이는 작은 미생물이지만, 우리의 뇌까지도 조절할 수 있다는 것이다.

음식물은 장내세균군집을 자극하여 뇌를 움직인다

음식물에 함유되어 있는 단백질, 지방 및 탄수화물은 성분과 그 구조가 다르기 때문에 우리 몸에서 그대로 사용되는 경우는 거의 없다. 단백질은 아미노산으로, 전분이나 글리코겐은 포도당으로, 지방은 지방산으로 대부분 소화를 시켜 흡수 한다.

이 과정을 간단히 살펴보면, 음식물이 위나 장으로 들어오면 그 자극으로 가스트린 호르몬이 위벽으로부터 분비되고 소화액인 위산, 펩시노겐 분비를 촉진한다. 이 소화액으로 음식물을 적당히 소화하고 십이지장으로 이동시키

[용어설명]

미주신경 – 운동과 지각의 두 섬유를 포함하여 내장의 대부분에 분포하고 있는 신경을 말함

면 십이지장에서는 세크리틴이 분비된다. 세크리틴은 췌장에 작용하여 트립신, 키모크립신, 알파아밀라제, 리파제 등을 분비하여 소화가 더 잘 이루어지도록 돕는다. 이 호르몬들은 소화관에 작용하여 소화액을 분비하고, 소화관 운동으로 음식물을 소화액과 섞으면서 잘 흡수하는 부위(대부분 공장)로 이동시켜 필요한 성분을 흡수한다. 마지막으로 흡수되지 못한 성분들은 회장, 대장으로 이동시킨다.

물론 이 과정에서 장내세균들은 섬유소와 같은 성분들과 극성이 높아 흡수하지 못한 음식물의 소화를 돕는다. 그러나 음식물과 함께 유해균들이 있거나, 또는 음식물 중 장에 살고 있는 유해균의 증식을 돕는 성분들이 들어 있으면 우리의 장은 신경전달물질들을 **생합성**하여 뇌를 움직인다. 장내세균 군집을 조절하면 소화관뿐만 아니라 뇌도 움직일 수 있는 셈이다.

음식물 중에서 가장 많이 먹는 음식물이 바로 밀과 쌀이다. 주로 서양에서는 밀, 동양에서는 쌀을 먹어왔다. 그러나 최근 동양에서 밀의 섭취가 급격하게 증가하고 있다.

최근 발표된 조사에 따르면 2014년 파스타를 제외한 면 소비량에서 한국이 1인당 9.7kg으로 1위를 차지했다. 2013년과 비교해서도 0.8% 증가한 결과로, 우리나라의 밀 소비량이 그만큼 늘어났다는 것을 보여준다.

밀에는 쌀과는 달리 쫄깃한 식감을 내는 글루텐 단백질이 다량 함유되어 있다. 이 글루텐 함량이 높을수록 밀가루의 종류 중 강력분으로 분류가 되는데, 주로 면 요리를 만드는데 사용된다. 글루텐은 우리 몸의 소화효소에 의

[용어설명]

생합성 – 생체내에서 합성되는 반응

해서는 잘 소화되지 않는다. 때문에 밀로 만든 음식을 먹으면 탄수화물 성분은 위, 소장에서 소화되어 공장에 이르러서는 거의 흡수가 되지만, 단백질 성분인 글루텐은 잘 소화되지 않아 남게 된다. 이렇게 남게 된 글루텐은 장내세균이 다량 서식하고 있는 회장에서 미생물의 먹이가 된다. 이렇게 되면 글루텐을 좋아하는 미생물들이 증가하는 소화관이상발효가 발생하게 된다. 소화관이상발효는 심해지면 장에서 염증과 설사를 일으키는 게실증이 일어날 수 있으며, 이 과정에서 철 성분을 장내세균들이 많이 사용하여 철의 체내 흡수가 떨어져 철겹핍빈혈로까지 발전할 수 있다. 단백질 분해물의 일부 조각들(펩타이드)은 뇌로 이동하여 모르핀 유사작용을 나타내 자폐증을 악화시키거나 유사한 증상을 일으킬 수 있다고 보고되고 있다.

장내세균군집은 사람의 식단까지 좌지우지한다

앞에서 소개한 장내세균들이 독소를 생산하여 뇌를 움직이고 이로 인해 뇌가 다시 장을 움직인다는 연구 결과와 함께, 최근 미국 연구진이 발표한 논문에서는 장내세균들이 사람의 식습관을 바꾸고 있다고 보고하고 있다. 즉 장내세균들이 자신들이 필요로 하는 영양분들을 먹도록 숙주를 조종하고 있다는 것이다. 지금까지는 사람이 좋아하는 음식물을 먹으면, 필요한 성분들은 체내로 흡수하고 흡수되지 않은 영양분들을 이용하여 장내세균들이 성장한다고 생각해왔다.

장내세균들은 자기들이 살기 좋은 환경이 되면 그 수를 증식한다. 어떤 미생물들은 왕성한 식욕에 증식 속도도 빨라 음식물을 빠르게 먹어 치우지만, 일부 세균은 근근이 버티면서 살아간다. 당연히 소화관 환경에서 증식속도가 빠른 세균들이 장내에서 지배적인 군집을 형성한다.

그런데 최근 이와 관련된 흥미로운 연구 결과가 발표됐다. 장내세균들 중 성장 과정에 지방 성분이 필요한 균들이 장 속에서 세력을 늘릴 때, 숙주인 사람이 기름진 음식을 찾게 된다는 것이다. 이 과정을 좀 더 자세히 살펴보니 지방을 선호하는 미생물들이 우리의 장에서 신경전달물질을 분비하여 뇌로 전달하고 이 자극으로 우리가 기름진 음식을 찾게 되는 것을 확인할 수 있었다.

또 달콤한 음식을 찾는 경우에도 미생물들이 뇌에서 소화관까지 연결된 미주신경을 자극하고, 그 결과 소화관과 연결된 내분비·면역·신경계가 미생물의 신호를 받아 달콤한 음식을 먹고 싶게 한다는 사실도 밝혀졌다.

이처럼 장내세균들은 숙주의 식욕에 영향을 미쳐 자신들의 점유율을 확보해나가고 있는 것이다. 더불어 연구팀은 식단을 하루 바꿨을 때, 미생물의 종류가 바뀌지는 않더라도 구성비는 바뀔 수 있다고 보고했다.

만약 우리의 장 속에서 단 음식을 선호하는 균주가 늘어나면 더욱더 단 음식을 섭취하도록 자극할 것이고 훗날 대사성질환으로 고생하게 될 것이다. 그러므로 식욕을 조절하는 것은 우리가 생각했던 것보다 엄청난 끈기와 인내가 필요하다. 뇌뿐만 아니라 장내 미생물까지도 식욕을 조절하고 있기 때문이다. 하지만 반대로 장내세균을 조절할 수 있다면, 식욕의 조절이 더 쉬워질 수도 있을 것이다.

유산균을 꾸준하게 섭취하는 사람의 경우 유산균을 먹기 시작하면서 고기나 기름진 음식들을 덜 찾게 된다는 이야기를 하는 사람들이 종종 있다. 변화된 장내세균군집이 식욕을 변화시켰을 가능성도 충분히 생각해볼 수 있을 것 같다.

체질과 장내세균군집
– 물만 먹어도 살찐다고?

유독 살이 잘 찌는 사람은 그렇지 않은 사람과 비교해서 뭐가 다를까? 물론 **생체이용률**이 높을 수는 있다. 하지만 이유가 그것뿐일까?

미국의 고든 박사는 비만인 사람과 그렇지 않은 사람의 장내세균을 각각 생쥐에게 이식했다. 그 결과 비만인 사람의 세균을 이식 받은 쥐가 뚱뚱해지는 것을 관찰할 수 있었고, 이 연구로 인해 소화관에 서식하는 장내세균과 비만의 상관관계가 주목 받기 시작했다.

워싱턴대의 연구에 따르면 비만 환자들의 장내세균은 90% 이상이 퍼미큐테스문(Firmicutes)이었으며, 박테로이데테스문(Bacteroidetes)은 3%에 불과했다. 반면 정상체중인 사람들은 박테로이데테스문(Bacteroidetes)이 30%나 됐다.

한편 터키 굴하네 군의과대학 얄신 바사라 박사 연구팀도 비만인 사람은 보통 사람에 비해 장에서 서식하는 비피더스균과 같은 유익한 박테리아 가 4~12.5% 적고, 당뇨병 환자의 경우도 10~11.5% 적다고 보고하고 있다.

사람이 음식물을 먹으면 일부는 흡수되지 않고 소화관에 서식하는 장내세균들이 이용한다. 이 장내세균들이 생산하는 일부의 유기산들 또는 버려지는 이산화탄소를 환원하여 유기산을 만드는 세균들이 비만한 사람에게는 더 많다는 것이다. 이 과정에서 음식물의 발효가 촉진되고, 그 결과 더 많은 영양분을 흡수해 체내에 축적하기 때문에 살이 찐다. 그래서 같은 식사를 해도

[용어설명]

생체이용률 – 우리몸의 소화관으로부터 체내(혈액)로 흡수되는 정도

살찌는 정도가 다를 수 있다.

결국 장내세균의 구성에 따라 살이 잘 찌는 체질이 형성될 수 있다는 뜻이다. 그래서 살이 쉽게 찌는 사람들은 음식물을 줄이는 것만으로는 다이어트에 한계가 있을 수밖에 없다. 게다가 앞에서 언급한 것처럼, 장내세균들은 자신들이 필요한 영양소를 공급받기 위해 사람의 식욕까지도 조절한다. 장내세균군집이 지방과 당을 선호하는 미생물들로 구성되어 있는 사람들의 경우 식욕 제어가 어려울 뿐 아니라 적게 먹어도 더 쉽게 살이 찔 수 있다는 말이다.

그러나 이때 장내세균들을 잘 관리한다면 살을 찌게 하는 여러 요인 중 최소한 이 장내세균들이 살찌게 하는 것만큼은 제어가 가능하다는 이야기가 된다. 그래서 장내세균군집을 변화시킬 수 있는 유산균을 분리하여 비만을 일부 조절할 수 있다는 보고들이 이어지고 있다. 그 중에서는 상당히 효과가 있는 유산균들도 분리되어 상업화를 시도하고 있어 조만간 시판될 것이며, 많은 사람들에게 도움이 될 것으로 생각된다.

현대판
불로초 유산균

– 유산균과 질병에 대해

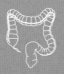

식생활이
장수촌을 바꾸고 있다

우리나라 사람의 평균 수명은 1970년을 기준으로 남성은 58.6세, 여성은 65.5세에 불과하였으나 2011년에는 남성 77.6세, 여성 84.4세로 크게 올라갔다. 이는 비단 우리나라뿐만 아니라 의료기술의 발달과 영양개선으로 인한 세계적인 현상이다.

그러나 이런 추세와는 반대로 이제까지 알려졌던 대표적 장수마을 사람들의 수명은 줄어들고 있다. 일본의 오키나와와 유주하라, 티벳 인근의 훈자 마을, 에콰도르의 빌카밤바 마을, 그루지아 코카사스 지방의 압하지아 마을, 중국 신장지역의 위그르족 자치구 투르판 마을, 불가리아의 스몰리안 등에서는 오히려 100세 이상 노인들의 수가 급속하게 줄어들어 블루존(100세 이상 인구비율이 높은 지역)에서 제외될 상황이며, 평균수명도 짧아지고 있다. 의학과 생활수준이 나날이 좋아지고 있는 오늘날, 이런 현상을 어떻게 설명해야 할까?

저자는 일본의 대표적인 장수촌인 유주하라 마을과 오키나와를 방문하여 다운타운과 농촌지역의 사람들을 만나보고 나서 많은 것들을 느꼈다. 그 중 하나는 나이 든 사람들은 대체로 야윈 듯하면서도 건강하게 보이는데, 젊은 사람들은 대체로 살이 많이 쪘다는 느낌이었다.

가장 큰 차이는 식생활이었다. 나이 든 사람들은 농사를 지으면서 적당한 운동과 함께 지역 특산물과 발효식품을 먹고 있었다. 유주하라 마을에서는 감자를 많이 먹었고, 오키나와에는 생선과 함께 삶은 돼지고기의 소비가 많았다. 그러나 젊은 사람은 마이카(My Car) 시대의 영향인 듯 대체로 운동량이 부족했고, 인스턴트 식품과 육류를 많이 먹고 있었다.

젊은이들의 이런 식생활은 거의 모든 장수촌들의 공통적인 현상이었다. 장수촌으로 알려지면서 많은 사람들의 방문이 이어지고, 관광객을 위한 인스턴트 식품 생산 공장, 식당 등이 들어서면서 마을 주민들도 새로운 식품을 즐기게 된 것이다. 그 결과 장수촌 주민들의 비만 인구 비율은 점차 높아지고 장수 인구의 비율은 낮아지게 됐다. 이러다 보니 자식이 대사성질환으로 고생하다 사망하는 비율이 높아져 자식이 부모보다 먼저 사망하는 비율도 급격하게 높아지고 있다.

그래서인지 마을 주민들은 이구동성으로 옛날이 더 건강하고 살기 좋았다고 이야기한다. 부족했지만 나름대로 맛있는 전통 음식이 있었고, 경쟁보다는 함께 나누기에 부족함을 몰랐던 옛날을 그리워하는 것이다.

우리나라도 예외는 아니다. 국내의 대표적인 장수촌인 구례-장수-담양, 제주의 구좌-애월 등을 살펴보면 대체로 오지이고, 농사 등을 통해 운동을 꾸준히 하면서도 인스턴트 식품의 섭취량은 적은 마을들이다.

그러나 이러한 지역에도 관광객을 위해 인스턴트 식품을 취급하는 식당이 마을 안이나 인접 도시로 들어오면서 장수촌을 위협하고 있다. 과연 언제까지 장수촌들은 그 이름을 지킬 수 있을까.

우리나라 역시 서울뿐만 아니라 웬만한 소도시까지도 생활 편의시설이 늘어나면서 사람들의 운동량은 적어지고 인스턴트 식품 섭취량은 꾸준히 늘고 있다. 이런 도시생활은 대사성질환의 발생을 높이고, 이 대사성질환은 퇴행성질환의 발병을 촉진하기 때문에 우리나라의 평균수명도 꾸준히 늘어나기에는 어려운 처지라고 볼 수 있다.

대사성질환들은 우리가 먹는 음식물, 이 음식물들을 소화시키는 장의 건강, 그리고 장 속에 살고 있는 장내세균들과 연관이 깊다. 결국 건강과 장수

그림17. 도시-장수마을 거주자의 장내 균총 분석

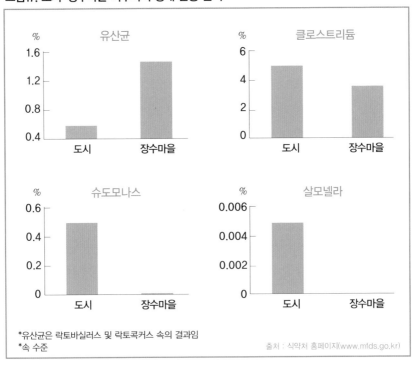

*유산균은 락토바실러스 및 락토콕커스 속의 결과임
*속 수준

출처 : 식약처 홈페이지(www.mfds.go.kr)

에 영향을 미치는 요소는 장내세균이므로 이 장내세균군집을 어떻게 관리하느냐에 따라 우리의 운명은 달라진다고 이야기할 수 있다.

불행히도 현대인의 장 속에는 유익한 장내세균들의 비율이 점점 줄어들고 있다. 저자 등은 우리나라의 서울과 춘천 어린이(2~7세)와 성인(40~69세)들과 장수촌으로 알려진 구례, 담양, 순창의 성인(40~69세)과 노인(70세 이상)의 장내세균군집을 비교하였다(그림17, 18). 그 결과 건강에 도움이 되는 유산균 비율이 도시 거주자에 비해 장수마을 거주자들이 3~5배 이상 높은 것으로 나타났다. 반대로 건강에 해로운 유해균인 클로스트리디움과 살모넬라, 슈도모나스균의 경우 농촌의 장수마을 거주자에게서는 그 비율이 적거나 거의 발견되지 않은 반면, 도시 지역 거주자들에게서는 그 비율이 높게 확인되었다. 현대인들의 도시화된 삶이 장내세균군집의 구성에도 큰 영

그림18. 우리나라 대도시와 장수마을 거주자의 장내세균군집의 분포

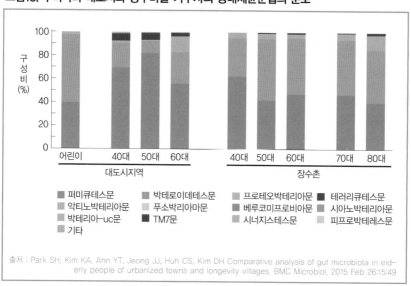

출처 : Park SH, Kim KA, Ahn YT, Jeong JJ, Huh CS, Kim DH Comparative analysis of gut microbiota in eld-
erly people of urbanized towns and longevity villages. BMC Microbiol. 2015 Feb 26:15:49

향을 미친 셈이다. 대도시 성인들은 장수촌의 성인에 비해 비만인 사람들에게 볼 수 있는 장내세균군집을 갖고 있었으나, 장수촌의 성인들과 노인들의 장내세균군집은 어린이와 비슷한 양상을 보였다(그림18). 게다가 장내세균군집이 생산하는 독소로 장염, 전신염증을 일으키는 내독소의 함량도 도시인이 장수촌의 성인이나 노인에 비해 훨씬 높았다(그림19). 이런 내독소의 증가는 장염뿐만 아니라 대사성질환의 원인이 될 수 있다는 점에서 장수촌 주민들의 식생활을 관찰해볼 필요가 있다. 가장 큰 차이는 장수촌에서 채식과 발효식품의 섭취량이 높았다는 점이다. 장수촌 어르신들의 식생활이 어린이와 같이 건강한 장내세균군집을 유지시켜주는 비결인 셈이다.

세계의 장수촌 동향을 보면서 우리는 건강한 삶의 의미를 되짚어보아야 한다. 의학과 약학의 발달만으로는 생명 연장의 꿈을 이룰 수 없다. 의약학의 발달과 함께 장내세균군집 관리를 포함한 건강 관리가 건강과 장수를 이

그림19. 우리나라 대도시와 장수마을 거주자의 장내세균군집에 생산하는 내독소의 분포

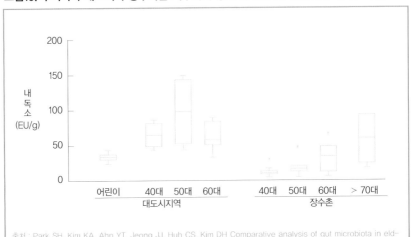

출처 : Park SH, Kim KA, Ahn YT, Jeong JJ, Huh CS, Kim DH Comparative analysis of gut microbiota in elderly people of urbanized towns and longevity villages. BMC Microbiol, 2015 Feb 26;15:49

끌어냄을 과거의 장수촌의 사례가 보여준다. 100여년 전 코카사스 지방 사람들의 장수의 원인을 메치니코프라는 과학자가 밝힌 바 있다. 그들이 즐겨 먹는 발효음식, 즉 유산균의 섭취만이 우리의 장내세균군집을 정상화시켜 건강과 장수를 보장해주었던 것이다.

유산균은 장 관련 질환만 예방하고 치료해주는 것이 아니다. 비만이나 당뇨와 같은 대사성 질환, 아토피, 천식과 같은 면역관련 질환, 자폐증과 같은 정신 관련 질환까지 유산균이 영향을 미치지 않는 질병이 없을 정도이다. 과연 유산균이 현대판 불로초인지 검증하는 의미에서 이 장에서는 각종 질병에 영향을 미치는 유산균의 효능에 대하여 살펴보고자 한다.

장 관련 질환

　음식을 잘못 먹고 배탈이 난 경험들은 누구나 갖고 있을 것이다. 우리가 흔히 생활 속에서 겪는 변비와 설사 역시 누구나 겪는 흔한 장 질환이지만, 치료하지 않고 방치하여 만성화되면 비만, 대장염, 대장암 등으로 발전할 수 있다. 장에는 많은 장내세균들이 살고 있고, 이 장내세균들의 체내 침입을 막기 위해 소화관면역계가 있다. 이와 함께 제 2의 뇌라고 불릴 정도로 많은 신경세포가 존재하고 있다.

　이와 같이 장을 단순한 소화기관으로만 생각해서는 안 된다. 장은 전신의 면역계는 물론 간, 뇌와 신경계까지도 영향을 미치는 중요한 기관이다. 따라서 장에 이상이 생기면 전신의 모든 기관이 심각하게 영향을 받을 수밖에 없다. 모든 질병의 처음과 끝에 장이 있는 셈이다.

　장 속에는 건강에 도움을 주는 유익균과 해를 끼치는 유해균을 합쳐서 100조가 넘는 미생물들이 서로 뭉쳐서 장내세균군집을 이루고 있다. 장 속에서 유익균이 우세하면 우리는 장 질환뿐만 아니라 전신질환에서도 큰 문제없이

지낼 수 있지만, 유해균이 득세하게 되면 다양한 질병이 일어날 수 있다. 그러므로 장 건강뿐 아니라 우리 몸 전체의 건강을 위해서는 유익한 장내세균들이 좋아하는 음식물을 섭취하고, 스트레스를 줄이는 노력이 필요하다.

유익한 장내세균들이 좋아하는 음식은 뭘까? 유익한 장내세균들과 친구인 유산균을 비롯한 프로바이오틱스, 그리고 유익한 장내세균들의 먹이인 프리바이오틱스들이다. 이 프로바이오틱스들 중에는 장 질환뿐만 아니라 전신질환을 제어하는 유산균들이 개발되어 사용되고 있다. 유산균을 섭취할 경우 즉효성을 기대할 수 있는 부분이 바로 장 건강이다. 이런 프로바이오틱스들을 잘 활용하면 장 건강을 지키는데 도움이 될 것이다.

대장 운동

대부분의 사람은 대변을 보거나 방귀를 뀔 때 직장(장)에 감각을 느낀다. 이 감각은 아주 딱딱한 내용물인지, 수분 양이 많은 내용물인지, 가스인지를 구별할 수 있을 정도로 미세한 수준이다. 이는 아주 행복한 일이라고 할 수 있다. 가스라면 화장실을 가지 않고 배출하고, 수분이 많다면 곧장 화장실로 직행하며, 딱딱한 내용물은 이보다는 여유 있게 움직일 수 있도록 우리의 행동을 선택할 수 있기 때문이다. 만약 이 감각이 없다면 우리는 배변이나 방귀로 인해 불편한 생활을 하고 있을 것이다.

잘록한 마디가 연결된 모양을 하고 있는 대장은 쉬지 않고 운동한다. 몇 초에 한 번씩 대장의 잘록한 마디를 수축하면서 일정한 방향 없이 내용물(분변)을 움직여 수분, 무기물, 일부 성분을 흡수한다. 이런 운동을 계속하다가 아침에 일어나 밥을 먹으면 결장(항문)방향으로 물결치듯이 강하게 밀어내는 연동운동이 일어나며 배변감을 느끼게 된다. 이런 배변감은 사람에 따라 차이가 있으며, 커피나 차를 마시거나 담배를 피울 때 느끼는 경우도 있다.

하지만 배변감이 있을 때 배변을 하지 않고 오래 참으면 배변감을 잊게 되고 다음날 강한 연동운동이 있을 때까지 속이 더부룩하면서도 배변을 하지 못하는 상태가 된다. 이런 활동이 반복되면 변비가 된다.

대변은 건강을 나타내는 대표적인 요소이다. 수분이 많은 대변, 즉 설사를 하면 소화관이 세균에 감염되었거나 장의 수분 흡수에 이상이 생겼음을 의미하고, 변비가 생겼다면 장 운동의 이상, 식이의 급격한 변화, 장내세균군집에 변화가 있다는 방증이다. 혈변을 보았다면 변비, 대장암 등이 생겼을 수 있다. 즉, 대변이 건강의 바로미터인 셈이다.

그림20. 대변의 형태

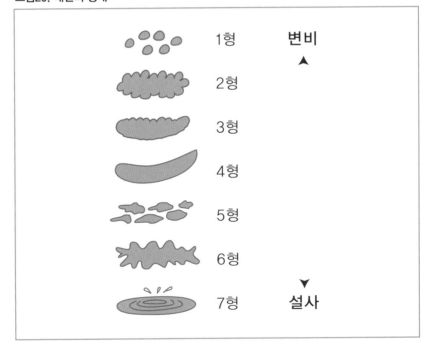

가장 건강한 대변은 수분이 70~75%, 세균이 40~60% 포함되어 있는 바나나 모양의 황금색 변이다.

건강한 대변을 배설하려면, 아침식사를 하고 배변감이 있으면 즉시 화장실을 찾는 규칙적인 생활을 해야 한다. 또한 스트레스로 인해 긴장을 하면 장 운동이 급격하게 억제되므로 감정 기복이 크지 않도록 감정을 잘 다스려야 하며, 적당한 운동도 병행해야 한다. 운동을 하지 않으면 장 운동도 억제되기 쉽다. 하지만 그렇다고 과도한 운동을 하면 설사를 하는 경우가 있으므로 운동 후 설사를 했다면 운동이 과도하지 않았는지 체크해볼 필요가 있다. 또 적당한 양의 식이섬유를 포함한 식사를 하는 것이 바람직하다.

우리나라에서는 1980년대까지만 해도 평균적으로 일인당 일일 김치 소비량이 약 200~300g 정도였다. 그 이후 급격하게 감소하여 현재는 100g 전후이다. 그러므로 특별하게 야채를 섭취하고 있지 않다면 예전에 비해 식이섬유 섭취량이 적은 셈이다. 식이섬유는 장 속에서 수분을 흡수하여 팽창시켜서 장 내용물의 부피를 늘려 배변감을 높여주고, 배변 활동도 돕는다. 그러나 너무 많이 먹으면 포만감을 넘어 속이 더부룩함을 느끼게 할 수 있고, 더 나아가서는 설사를 일으킬 수 있다. 식이섬유 섭취를 늘렸는데 설사가 났다면 식이섬유의 섭취를 조절할 필요가 있다.

우리가 먹는 음식물은 장내 수분량 변화뿐만 아니라 장내에서 장내세균군집들의 구성에도 변화를 준다. 좋은 식생활을 하면 장내세균군집들의 구성도 좋은 방향으로 변화하고, 지방 함량이 많은 식사를 하게 되면 비만을 가속화하고 염증반응을 일으키는 환경으로 만든다. 이와 같이 우리가 먹는 음식물들은 소화관 질병의 발생과 아주 밀접한 관련이 있다. 결과적으로 소화관 질환을 예방하기 위해서는 음식의 관리가 가장 중요하다고 볼 수 있다.

또한 건강한 장내세균군집은 우리가 섭취한 음식물의 분해와 발효를 돕고, 장의 연동운동을 촉진하여 주기 때문에, 건강한 장내세균군집을 유지하도록 노력하는 것이 필요하다.

급성위염

위 점막의 급성염증으로 발적, 부종, 미란 등이 발생하는 특징이 있다.

급성위염의 종류로는 자극성 음식, 커피, 음주로 인해 발생하는 식이성 위염, 아스피린, 항생제, 소염제 등의 복용으로 인해 발생하는 약제성 위염, 이질균, 대장균, 살모넬라균, 콜레라균, 비브리오균 등으로 인해서 생기는 중독성 위염, 염산, 인, 비소 등의 부식성 성분들의 섭취로 생기는 부식성 위염, 홍역, 간염, 인플루엔자 등의 바이러스 감염으로 인해 생기는 감염증 위염 등이 있다. 그 외에도 음식물을 먹고 나서 알레르기 반응이나 세균 등의 감염으로 인해 위 혈관의 화농성병변이 생기면서 발생하는 경우도 있다.

이를 치료하기 위해서는 규칙적인 식생활과 과음, 과식을 피하고, 원인 약제 중단, 세균감염 치료 등을 해야 한다. 그러나 항균제를 사용하는 경우 장내세균의 붕괴에 대한 부작용을 극복하기 쉽지 않다.

이를 해결하기 위한 방법으로는 유산균을 고려할 수 있다. 유산균은 소화관에서 감염성 위염을 일으키는 유해균의 증식을 억제하면서 유익한 장내세균들의 증식을 도와 전체적인 치료를 도울 수 있다.

유산균만 사용하면 치료 속도가 늦을 수 있으므로 급하게 치료가 필요한 경우에는 항생제를 함께 사용할 수 있다. 하지만 이 경우에도 장내세균군집의 붕괴를 막고 좋은 장내세균의 복귀를 돕기 위해서는 유산균의 도움이 반드시 필요하다.

변비

변비는 배변이 잘 되지 않는 증상으로 누구나 흔히 겪는 질환이다. 개인마다 차이는 있지만 일반적으로 일주일에 3번 이내로 변을 보거나 배변 시 20분 이상 걸리면 변비를 의심해 볼 수 있다. 변비는 본인이 느끼는 불편감 외에도 과민성대장증후군이나 대장암 등의 다른 장 관련 질환의 증상일 수 있어 주의 깊게 다뤄야 하는 질병이다. 최근(2013년) 대한대장항문학회 조사 결과에 의하면 대장암 환자 7명 중 1명 꼴로 변비 증상을 경험했다고 한다. 특히 여성이거나 고령일 경우 대장암 발견 전에 변비가 나타날 확률은 24%에 달했다. 이 변비는 대장암 때문에 생겼을 수도 있지만, 반대로 변비 때문에 대장암이 생길 수도 있다는 점을 명심해야 한다.

변비가 생기면 대장 내에 변이 머무르는 시간이 점점 길어지게 되고, 변에 포함된 장내세균독소들이 변과 함께 장내에 오래 체류하면서 대장암을 일으킬 가능성이 높아진다. 그러므로 변비를 대수롭지 않게 방치하는 것은 건강을 무너뜨리는 첫 단계이므로, 변비는 초기에 적극적인 대처를 하여 치료하고 예방하는 것이 바람직하다.

변비의 가장 주된 원인은 불규칙한 식사, 운동 부족, 스트레스, 약물 부작용, 다이어트 등 다양한데 섬유소와 물을 적게 먹거나 불규칙한 식습관, 스트레스와 같은 심리적 요인이 함께 작용하는 경우가 많다. 변비가 생겼을 경우, 식이섬유와 물을 많이 섭취하고 소화관에 좋은 장내세균수를 늘리는 것이 중요하다.

좋은 장내세균을 늘리는 가장 쉬운 방법이 유산균과 같은 프로바이오틱스를 섭취하는 것이다. 변비가 있는 사람의 장을 들여다보면 장내세균 구성원 중 락토바실러스균과 비피더스균과 같은 젖산을 생성하는 균의 수는 감소되어 있으며, 클로스트리듐의 수가 현저히 많다. 또한 최근 무균 쥐에게 사람의 장내세균군집을 이식하여 실험한 결과에 따르면, 장내세균군집의 변화는 장의 운동성을 변화시키는 결과를 나타내었다.

그러므로 현저히 줄어든 유익균을 늘리기 위해서는 유익균의 친구인 프로바이오틱스를 섭취하면 좋다. 이 유산균들이 생산하는 유기산들이 장을 자극하여 장의 연동운동을 활발하게 만들어주고, 음식물의 장내 통과시간을 짧게 하여 장내 내용물이 빠르게 몸 밖으로 배출될 수 있도록 도와주기 때문이다.

프로바이오틱스의 종류인 대장균 니슬 1971(E.coli Nissle 1917 strain)을 만성변비환자 134명에게 복용하도록 한 실험에서 대조군에 비해 배변의 횟수가 증가하여 변비에 효과적이었음이 보고되었다. 또한 2008년, 변비가 있는 6개월 미만의 영아 44명을 대상으로 또 다른 프로바이오틱스 루테리균(L.reuteri)을 복용하도록 한 임상시험에서도 루테리균을 복용한 그룹의 영아들에게서 장 운동이 활발해짐이 확인되었다.

독자들 중에서도 우연한 기회에 유산균 제품을 섭취하였다가 다음날 시원하게 볼 일을 본 경험이 있을 것이다. 이런 경우, 그동안의 잘못된 식습관 등으로 인해 깨어진 장내세균군집이 섭취한 유산균으로 인해 장 운동이 활발해지고 장내세균군집이 정상화되면서 좋아졌을 가능성이 높다.

설사

변비와 함께 흔하게 겪는 장 관련 질환이 바로 설사이다. 배변 횟수가 하루 4회 이상, 또는 하루 250g 이상의 묽은 변이 나올 때 설사라고 하는데 설사의 대부분은 세균, 바이러스에 소화관이 감염되어 일어난다. 이외에도 **원충**에 의해서도 발생되기는 하나, 우리나라에서는 많지 않다. 소화관이 세균이나 바이러스에 감염되면 이들이 생산하는 장관 독소들에 의해 대부분 소화관벽이 손상되고 수분 흡수 저해가 일어나 무른 변을 보지만, 심한 경우에는 체내 수분을 역류시켜 설사를 일으키기도 한다.

설사를 일으키는 대장균과 같은 세균들에 의해 소화관이 감염되면 소화관 안에 설사를 일으키는 세균들의 수가 증가하게 된다. 아울러 이 세균들은 장관독소(enterotoxin)을 생산한다. 이 장관독소들은 처음에 수분의 흡수를 막고, 더 나아가서는 체내에 있는 수분을 소화관으로 역류 · 배설시키게 해 설사를 유발한다. 이 과정에서 소화관에 서식하고 있던 유익균들은 설사를 일으키는 세균들을 방어하기 위해 총력을 다하지만, 침입하는 세균수가 많으면 막지 못하고 장내서식을 허락하게 된다. 그러면 그 다음 소화관의 면역계가 설사를 일으키는 세균들과 싸운다.

건강에 유익한 장내세균이 버티고 있을 때는 일차적으로 장내세균이, 이차적으로 면역계가 방어하는 과정을 거치지만, 유익한 장내세균들이 방어를 할 수 없을 경우에는 소화관 면역계만이 체내로 침입하려고 호시탐탐 노리는 세균들과 싸워야 한다. 이 면역반응은 전신으로 감염되는 것을 막는 것만으로도 힘에 부친다. 그러면 설사가 일어나게 된다. 여기서 끝나는 것이 아니라, 설사하는 과정에서 설사균의 소화관 서식을 막으려고 노력하던 세균들까지도 떠밀려 몸 밖으로 배설되고 만다. 이는 소화관에 심각한 환경 변화를 가져온다. 이 과정에서 장염이 생기고, 심각한 경우에는 궤양성대장염이 되며 더 나아가면 대장암으로 발전할 수 있다.

소화관에서 밀려난 유익균을 빠르게 회복시키기 위해서는 프로바이오틱 스를 이용하여 설사를 일으키는 장관독소 생산균들을 줄이면서 소화관에 유익한 균수를 늘려야 한다. 그러면 유산균은 유기산과 **박테리오신**(bacteri-ocin), 과산화수소 등을 만들어내면서 소화관에 유익한 장내세균은 늘려 설사를 치료한다. 또한 유해균들의 체내 침입을 막도록 면역반응을 높여 전신 감염을 막을 수 있다.

유산균들을 이용한 많은 임상 연구에서 유산균 복용 시 설사 증상이 지속되는 시간이 단축되고, 변의 상태가 개선되는 효과들을 보고하고 있다. 우리나라는 주로 여름철에는 세균성 설사가, 겨울철에는 바이러스성 설사가 많다. 세균성 설사에는 오래 전부터 유산균의 유용성이 보고되어왔다. 락토바실러스 애시도필러스, 비피도박테리움 비피덤, 비피도박테리움 락티스, 락토바실러스 람노서스, 락토바실러스 루테리, 락토바실러스 카제이 등 많은 유산균들이 다양한 연구에서 세균성 설사나 항생제 기인 설사에 투여 시 회복 기간을 앞당기는 효과가 보임이 보고 되었다.

세균 감염에 의한 설사 외에 바이러스도 설사를 일으킨다. 특히 겨울철에 발생하는 장염의 대부분은 그 원인이 노로바이러스나 로타바이러스 감염에 의한 경우가 많다. 이 바이러스들에 감염되면 장상피세포가 파괴되고, 장관 점막세포의 흡수기능에 장애가 발생하여 영양분과 수분의 흡수가 제대로 일어나지 않아 설사를 하게 된다. 로타바이러스 장염은 영유아에게 잘 발생하며, 소화관 면역력이 완전히 발달하지 않은 어린 아이들에게서 탈수와 같은 심각한 증상을 유발시킨다. 이 바이러스에 의한 설사가 유발되면 탈수가 심해 사망하는 경우가 발생한다. 그러나 유산균을 투여하면 바이러스 감염으로부터 회복하는 시간을 단축시켜준다. 로타바이러스 설사가 일어난 아기들을 대상으로 한 임상 연구에서 락토바실러스 람노서스(Lactobacillus rhamnosus) 단독, 비피도박테리움 롱검(Bifidobacterium longum)과 락토바실러스 아시도필루스(Lactobacillus acidophilus)를 복합하여 아기들에게 투여하였을 때 아기들의 설사 빈도, 설사를 일으킨 기간 등이 모두 개선되는 효과를 보였다.

감염증으로 인해 항생제를 처방 받아 복용했을 때 설사를 경험한 독자들이 있을 것이다. 이는 소화관에 있는 유익한 장내세균들을 사멸시켜 소화관에 균교대현상이 일어나는 경우가 대부분이다. 그러나 유익한 장내세균의 복원을 도와줄 수 있는 유산균은 항생제로 인한 설사에도 도움을 준다. TV에서도 여러 차례 보도된 것처럼 우리나라의 항생제 처방량이 줄고 있다고는 해도 아직까지 선진국에 비해 훨씬 많은 편이다. 비만, 천식을 야기하는 것으로 의심받고 있는 항생제의 사용을 줄이면 소화관의 균교대현상을 줄여 대사성질환, 알러지 질환도 줄어들 것이다. 만약 항생제 복용을 원인으로 설사가 일어난다면 이를 극복하는 데는 유산균이 매우 효과적이다.

과민성장증후군(IBS, Irritable bowel syndrome)

최근 우리나라에서 급격하게 증가하는 과민성장증후군은 사춘기 이후의

[용어설명]

원충 – 원충과의 미생물을 이르는 말. 말라리아를 일으키는 미생물은 원충임
박테리오신 – 미생물이 같은 미생물들과 먹이 등의 경쟁을 하는 과정에서 상대의 미생물들을 제어하기 위해 생산하는 단백질

성인 10~15%가 앓고 있으며, 미국에서는 과민성 대장증후군이 감기에 이어 직장 결근 원인 2위에 올라있다는 보고가 있을 정도로 흔한 병이다. 우리나라에서도 중장년층 2명 중 1명은 과민성장증후군을 앓은 적이 있다. 이 증상으로 진료받은 환자의 수가 2008년 149만명에서 2012년 162만명으로 5년새 8.7% 증가하였다. 연령별로는 40대 16%, 50대 20.5%, 60대 14.3%로 40~60대에서 흔한 질병이다.

과민성대장증후군이란 대장 내시경이나 엑스선검사로 확인되는 특정 질환은 없지만, 식사나 가벼운 스트레스 후 복통, 복부 팽만감과 같은 불쾌한 증상이 반복되며 설사 혹은 변비 등의 배변장애 증상을 가져오는 만성적인 질환이다. 설사가 가장 흔한 증상이지만 변비가 주된 증상일 수 있으며, 설사와 변비가 교대로 나타나는 경우도 있다. 명확한 원인은 아직 밝혀진 것이 없으나 장의 과민성, 장의 연동운동 이상, 스트레스가 결합하여 장 운동을 조절하는 자율신경의 균형이 깨져 생기고 있는 것으로 보고하고 있다. 위나 장과 같은 소화관은 우리의 의지대로 조절할 수 없는 근육인 불수의근에 의해 움직인다. 불안 등의 외부요인으로 인한 스트레스는 소화관의 원활한 운동을 방해한다. 그래서 스트레스를 받으면 과민성대장증후군의 증상인 복통과 설사, 변비 등의 증상이 발생할 수 있다. 이러한 증상이 자주, 오랜 기간 발생하여 만성화가 되면 과민성대장증후군이라고 부른다.

최근에 뇌와 장은 신경계로 서로 연결되어 뇌의 자극이 장에서, 장의 자극이 뇌에서 반응이 일어난다(뇌장축 이론: brain-gut axis)는 연구보고가 계속 이어지면서 소화관과 장내세균군집이 소화관질환에 그치지 않고, 전신질환과 밀접한 관계가 있다는 주장이 힘을 얻고 있다. 장과 중추신경, 그리고 자율신경이 서로 연결되어 있어 장내 환경 변화와 정신적 스트레스가 양방향으로 서로 영향을 줄 수 있다는 것이다. 이러한 관점에서 보면 장내세균의 구성 변화가 장 연동운동의 이상, 면역기능의 비정상적 활동, 비정상적 발효 과정을 야기하여 과민성장증후군을 유발시킬 수 있다.

과민성장증후군 환자의 장내세균군집을 보면 비피도박테리움과 같은 유익균의 수가 감소되어 있고 엔테로박테리아, 대장균, 박테로이드 같은 유해 균들이 증가되어 있는데, 이 세균들이 정상인에 비해 더 많은 가스를 생성하고 소장에 세균 수를 비정상적으로 증가시켜 더부룩함과 복통 등을 유발한다. 이를 제어하기 위해서는 약물을 사용하면 일시적으로 효과를 볼 수 있지만, 장내세균군집의 회복은 쉽지 않다. 그래서 최근에는 프로바이오틱스를 이용하여 소화관의 장내세균군집을 변화시켜 과민성장증후군을 개선하려는 시도가 있었고, 상당한 효과가 있음이 보고되고 있다.

저자의 연구실에서 실험동물에 락토바실러스 펜토서스 바 플란타럼(Lactobacillus pentosus var. plantarum C29)과 같은 프로바이오틱스를 투여하였을 때, 고지방식이에 의해 일어나는 궤양성대장염이 억제되었을 뿐만 아니라 소화관의 비피도박테리움균(Bifidobacteria), 락토바실러스균(Lactobacilli)이 증가하고, 대장균과 같은 유해한 장내세균들이 감소하였다. 따라서 프로바이오틱스의 투여가 장내세균군집의 회복과 과민성장증후군 개선에 도움이 될 수 있다.

염증성장질환

염증성장질환은 장에 염증이 생기는 대표적인 만성질환으로 대장에 발생하는 궤양성대장염, 소장과 대장은 물론 식도에서 항문까지 다양한 부분에 발생하는 크론병이 있다. 염증성장질환은 동양에서는 잘 나타나지 않는 서

그림21. 대장염 환자의 장 모양

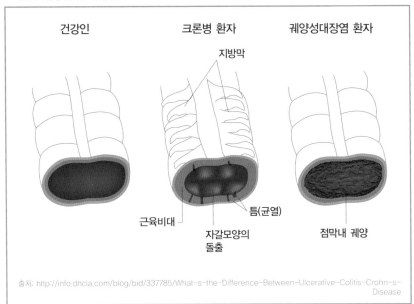

건강인 크론병 환자 궤양성대장염 환자

지방막

근육비대 틈(균열)

자갈모양의
돌출

점막내 궤양

구형 질병으로 인식되어 왔지만, 국내에서도 최근 10년 사이 발병률이 증가하고 있는 추세다. 현재 우리나라에서 인구 10만명당 크론병은 3명, 궤양성대장염은 10만명당 7명꼴로 발생하고 있으며 유병율은 10만명당 35~100명 정도로 매년 가파르게 증가하고 있다.

　궤양성대장염(ulcerative colitis)의 원인은 명확하게 밝혀지지 않았으나 장 운동장애와 소화관의 면역기능의 이상과 관련이 있을 것으로 추정되며, 그 외에도 유전적 요인, 장내세균의 감염, 스트레스 등 여러 환경적인 요인들이 복합적으로 관련되어 있다. 음식물 등과 함께 소화관으로 침입한 유해한 미생물을 방어하기 위해 비정상적으로 활성화된 면역체계가 장점막 조직에서 염증반응을 일으켜, 장관면역체계에 비정상적, 만성적으로 활성화된 궤양성대장염이 발생하는 경우가 많다.

크론병(Crohn's disease)은 궤양성대장염에 비해 치료를 하더라도 반복적으로 발생하면서 점점 심한 대장염으로 진행되는 특징이 있다. 크론병의 원인은 궤양성대장염과 마찬가지로 환경적, 유전적 요인과 함께 장관면역체계의 비정상적 활성화로 인한 과도한 면역반응 때문에 발생하는 것으로 추정하고 있다. 궤양성대장염이 주로 대장에 발생하는 것에 비해 크론병은 소화관 전체에 걸쳐 염증이 발생해 영양소 흡수가 잘 되지 않아 체중 감소가 심해지는 특징이 있다. 젊은 나이에 발생하기 쉬우며, 한 번 크론병이 생기면 치료하기가 대단히 힘들다.

우리나라에서는 궤양성대장염에 비해 크론병의 발생비율이 낮지만, 미국이나 유럽에서는 크론병이 궤양성대장염에 비해 많이 발생한다.

궤양성대장염과 크론병 모두 소화관 면역반응 이상으로 발생하는 과도한 염증반응이 원인이나 염증치료제만으로는 치료가 되지 않으며, 유해한 장내세균을 조절하지 않으면 개선되지 않는 특징이 있다.

염증성장염을 치료하기 위해서는 소화관의 염증을 일으키는 유해한 장내세균과 면역반응 제어가 함께 이루어져야 개선이 가능하다. 그러므로 항염증제와 항균제를 함께 투여하면 치료 효과가 높아진다.

하지만 항균제를 투여하면 일시적으로 염증성장염이 개선될 뿐 장내세균의 복구는 쉽지 않다. 또한 장내세균의 복구가 이루어지지 않은 상태에서는 재발되기 쉽다. 그러므로 염증치료와 함께 유익한 장내세균군집의 복구가 필요하다.

이를 위해 프리바이오틱스, 프로바이오틱스를 이용하면 항생제를 사용할 때보다 더 좋은 결과를 기대할 수 있다. 지금도 염증성장염치료에는 유산균을 많이 이용하고 있다. 유산균은 염증 반응을 유발하는 염증성 사이토카인을 감소시키고 장관 면역계를 조절하여 면역세포의 과잉반응을 억제시켜 면역체제의 균형을 유지시켜줌으로써 증세를 개선시키고 예방하는 효과가 있다.

장염 유발 물질인 TNBS로 대장염을 일으킨 생쥐에게 김치에서 분리한 프로바이오틱스 락토바실러스 브레비스(L.brevis G-101)와 락토바실러스 플란타럼(L.plantarum CLP0611)을 각각 먹였더니 염증으로 인해 손상된 대장상피세포가 상당히 회복되는 것을 확인할 수 있었다. 뿐만 아니라 프로바이오틱스를 먹은 생쥐들에게서 염증을 유발하는 사이토카인의 양이 줄어든 것을 확인할 수 있었다. 특히 락토바실러스 브레비스는 염증반응 억제뿐 아니라, 면역반응을 조절하는 과정에도 영향을 미쳐 면역반응이 어느 한쪽으로 치우치지 않고 균형을 이룰 수 있도록 도와줌이 확인되었다.

비피도박테리움 롱검(Bifidobacterium longum HY8004)과 비피도박테리움 브레브균(Bifidobacterium breve K-110)은 소화관에서 점막성분 분해를 막아주고, 장점막의 회복을 도와주어서 대장염을 개선하는 효과가 있다. 락토바실러스 선토리우스균(Lactobacillus suntoryeus)은 자연면역반응을 주도하는 대식세포의 염증반응을 억제하여 대장염을 개선한다. 락토바실러스 존손니이균(Lactobacillus johnsonii)은 장관막의 지질과산화를 억제하여 대장염을 개선한다. 게다가 유산균 중에서는 획득면역반응을 조절하는 조절 T세포의 반응성을 높여 염증 유발을 주도하는 Th17 세포를 제어할 수 있는 유산균도 있다. 이와 같이 유산균들은 다양한 메커니즘을 통해 대장염을 개선할 수 있다.

대장암

대장암은 대장의 가장 안쪽 표면인 점막에서 발생하는 암을 주로 지칭하는데, '너무 잘 먹어서 생긴 선진국형 질병'이라고도 하며, 소화기암 중에서는 우리나라에서 위암 다음으로 흔히 발생하는 암이다. 지방식 함량이 높은 음식물을 장기간 섭취하는 집단에서 발생률이 높다.

대장암의 원인 역시 지방식을 좋아하는 유해한 소화관 장내세균들이 증식하고, 이 세균들이 콜레스테롤을 포함하여 지방을 대사시켜 발암물질을 생산하기 때문이다. 이 발암물질이 오랫동안 대장세포들을 자극하여 대장암을 일으키는 경우가 많다.

우리나라도 식생활이 서구화되면서 유해한 장내세균들과 발암물질 생성을 막아주는 채소 및 곡류의 섭취량은 줄고, 대장암의 발생을 촉진하는 장내세균들의 증식과 발암물질로 전환할 수 있는 성분들의 함량이 높은 육식 및 가공·정제된 식품 섭취가 많아진 것이 대장암 발병의 증가의 가장 큰 원인이라 할 수 있다.

그러므로 이 역시 장내세균이 생산하는 발암물질의 생산을 억제하는 방법으로 유해한 장내세균군집을 제어하는 유산균이 효과적이다. 물론 채식을 하게 되면 소화관에 서식하는 유익한 장내세균군집을 증식시켜주는 프리바이오틱스인 펙틴, 셀룰로오스 등이 다량 함유되어 있기 때문에 더욱 효과적일 수 있다.

이 프리바이오틱스들은 소화관에 서식하는 유익한 유산균들의 먹이가 되고, 유해균들이 생산하는 트립토판나제, 베타글루쿠로니다제와 같은 대장암을 일으키는 것으로 알려진 효소들의 생산을 억제한다. 발암물질을 이용하여 종양을 일으킨 동물을 대상으로 한 많은 실험에서 유산균들은 종양의 성

표2. 디메칠히드라진으로 대장암을 일으킨 생쥐에서 유산균의 대장암 억제 효과

치료	발생율	대장당 용종수	용종당 이상세포수	분포(%)	
				R	S&D
정상군	0/10	0	0		
대장암군	10/10	85.9±38.3a	5.3±0.90	23.5	76.5
대장암군에 유사균 K-110 투여군	9/10	7.2±5.7b	4.6±0.30	25.0	75.0
대장암군에 유산균 K-111 투여군	9/10	10.9±4.5b	4.7±1.69	26.2	73.8
대장암군에 유산균 K-525투여군	9/10	6.6±3.4b	4.7±0.40	19.4	80.6

a 값은 평균±표준편차임(n=10)
b 대장암 모델동물과의 유의성이 있음(P<0.05)
R 직장 S&D 횡행결장 및 하행결장

출처 : han MJ, Park HY, Kim DH. Protective effects of Bifidobacterium spp. On experimental colon carcino-genesis with 1,2-dimethylhydrazine. J Microbiol Biotechnol 1999; 9: 368-370

장을 억제하는 결과들을 나타내었다.

저자가 연구한 동물실험에서도 비피도박테리움 브레브균(Bifidobacterium breve K-110), 비피도박테리움 아돌센티스균(B. adolescentis K-111) 등과 같은 유산균은 소화관에 서식하는 대장암 유발 유해효소의 생산을 억제하고 화학적 발암물에 의한 대장암 발생을 억제하였다. 이와 같이 소화관 환경을 유익하게 개선하는 것은 대장암의 발생을 억제할 수 있다.

면역 관련 질환

최근 빈발하는 대사성질환, 노화하면서 생기는 퇴행성질환, 미생물이 감염하여 일어나는 질환을 포함하여 대부분의 질병이 면역질환이라고 해도 과언이 아니다. 사람은 체내로 침입하는 병원미생물을 포함하여 모든 항원(외부물질)에 대해 신체가 손상되거나 질병이 발생하지 않도록 물샐틈없이 방어한다.

이 방어 과정을 보면 외부로부터 항원이 쉽게 들어오지 못하도록 피부라는 장벽을 만들어 물리적 장벽으로 보호한다. 여기에 라이소자임, 점액질과 같은 화학물질을 분비하면서 물리적 장벽이 무너지지 않도록 협력하여 보호한다. 예를 들면, 소화관에서 점액질은 미생물들을 체내로 들어오지 못하도록 상피세포들을 둘러싸서 체내 침입을 막는다. 이때 라이소자임은 세균의 세포벽을 파괴하고, 디펜신과 같은 항균물질로 세균을 죽인다. 만약 이를 잘 막아내지 못하면 세균이 우리 몸으로 들어오게 되지만, 우리 몸의 면역체계는 세균이 들어오더라도 쉽게 자랄 수 있도록 공간을 내주지 않는다.

우리 체내로 외부 침입자(예: 병원미생물)가 들어오면 보체와 중성구, 대식세포, 수지상세포가 제거한다. 이와 함께 NK세포와 T림프구가 항원을 제거하기 위해 세포성 면역반응을 활성화시킨다. 대장염, 천식, 알레르기가 일어나는 과정도 이와 같이 항원을 제거하는 과정에서 발생한다. 대식세포가 항원을 제거하기 위해 활성화되면 그 활성화된 힘으로 T림프구도 활성화시킨다. 이 때 활성화되는 T림프구는 4종류가 있다. **Th1, Th2, Th17, Treg**가 대장염, 장염, 관절염에서 보면 Th1, Th17가 활성화되어 있고, Treg는 억제되어 있는 상태. 이 때 Treg를 활성화시키거나 Th1, Th17을 억제해주면 이 염증반응들은 개선될 수 있다.

그러나 천식, 아토피와 같은 알레르기 질환에서는 Th2가 활성화되어 있고, Treg와 Th1은 억제되어 있다. 그러므로 천식을 개선하기 위해서는 Th2를 억제해주거나 Treg를 활성화시켜주면 개선할 수 있다.

만성관절염, 크론병, 셀리악병 등과 같은 자가면역증에서는 Treg가 억제되어 있으면서 Th17, Th1이 Treg 세포가 제어할 수 없을 만큼 활성화되기

[용어설명]

Th0 세포 – 헬퍼 T림프구로 주위의 환경에 따라 Th1, Th2, Th17, Treg 세포로 분화해 갈 수 있는 세포. 예를 들면 알러지 항원(알레르겐)이 체내로 침입하여 IL–4의 생산이 많아지면 Th2 세포로 분화가 많아진다. 그렇게 되면 알러지 반응이 활성화된다.
Th1 세포 – 만성염증반응에 많이 볼 수 있는 대표적인 림프구이다. 인터루킨–12 등에 의해 Th0 세포에서 Th1으로 분화가 촉진되며, Th1 세포는 인터페론 감마 등을 분비하여 면역반응을 진행하면 이 반응이 강하고 지속되면 염증반응인 것이다.
Th2 세포 – 알러지, 아토피 등에서 볼 수 있는 대표적인 림프구이다. 인터루킨–4에 의해 Th0에서 분화가 촉진된다. 이 Th2 림프구는 IL–4, IL–5등을 생산하여 IgE의 항체 생산을 증가시키는 등의 반응을 촉진한다.
Th17 세포 – Th1 세포와 함께 만성염증반응에 많이 볼 수 있는 대표적인 림프구이다. 특히, 대장염, 관절염에서 많이 보인다. 이 림프구는 인터루킨–23 등에 의해 Th0 세포에서 Th17으로 분화가 촉진되며, Th17 세포는 인터루킨–17 등을 분비하여 면역반응을 진행하면 이 반응이 강하고 지속되면 염증반응인 것이다.
Treg 세포 – Th1, Th2, Th17세포들로의 분화를 억제하고, 만성염증반응을 제어하는 T림프구이다. 이 림프구는 인터루킨–10, 종양증식인자 베타1을 생산하여 다른 림프구의 과다한 반응이 진행되지 못하도록 한다. 그러나, 이 T세포도 과도하게 반응하면 면역반응이 억제될 수 있다.

때문에 생긴다. 그러므로 알레르기질환을 치료하기 위해서는 사용하는 약물은 대체로 Th2를 제어하며, 대장염, 관절염, 만성염증 등을 제어하기 위해서는 Th1, Th17을 억제하는 약물을 주로 사용해왔다.

그러면 Treg 세포를 활성화시키면 어떨까? 면역질환을 개선하기 위해 Treg 세포를 활성화시키는 약물들을 개발하고 있다.

저자가 그동안 연구해 온 유산균들 중 락토바실러스 사케(Lactobacillus sakei) OK67는 Th17 세포를 억제하여 관절염과 대장염에 효과가 있었으며, 락토바실러스 플란타럼(Lactobacillus plantarum CLP0611)은 대식세포의

그림22. 프로바이오틱스(유산균)의 T림프구를 중심으로 본 면역조절 기전

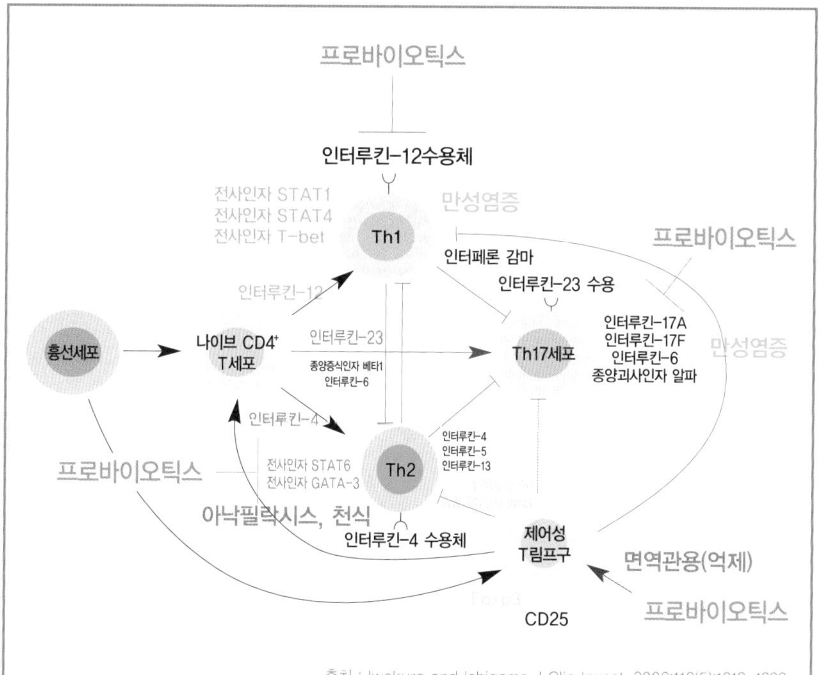

출처 : Iwakura and Ishigame J Clin Invest. 2006;116(5):1218-1222.

항염증성 사이토카인 IL-10 생산을 유도하여 억제성대식세포(마크로파지)를 활성화시키고, 더 나아가서는 획득면역계의 Treg세포를 활성화시켜 대장염을 억제하였다.

락토바실러스 브레비스(Lactobacillus brevis G101) 등은 대식세포의 염증반응을 억제함과 동시에 항염증사이토카인인 IL-10을 생산하여 Treg 세포를 유도, 과도한 염증반응을 억제하여 대장염을 억제하는 효과를 나타냈다.

이와 같이 유산균에 차이는 있지만, 유산균이 Th1, Th2, Th17 세포가 활성화하는 것을 억제하는 효과가 있음이 밝혀졌고, 게다가 유산균 중에는 일부는 Treg세포를 활성화시킬 수 있다는 연구결과가 발표되면서 면역질환의 치료에 유산균의 유용성이 높아지고 있다. 이와 같이 Treg 세포를 활성화시켜 과도한 면역반응을 조절 할 수 있으면 면역질환도 개선할 수 있다.

천식/알레르기성 비염

천식과 알레르기성 비염은 대표적인 알레르기성 질환으로 유전적인 요인과 환경적인 요인이 합쳐져 발생한다.

천식 발병률의 증가는 세계적인 추세로, 우리나라도 2005년 227만명인 천식환자의 수가 2009년 230만명으로 연평균 0.37%의 증가율을 보이고 있다. 또한 알레르기성 비염도 2009년 529만명에서 2013년 608만 9000명으로 15.1% 증가하였다.

최근 그 원인으로 항생제가 주목 받고 있다. 항생제를 사용하면서 장내세균군집은 상당수 전멸하였고, 이를 방어하고 도움을 받을 수가 없어지면서 사람의 면역계는 급속하게 바뀌었다. 이렇게 해서 나타낸 대표적인 질병이 천식, 알러지성 비염이라는 주장이다.

특히 천식과 알레르기성 비염은 황사와 꽃가루가 심한 봄철에 더 심해지는데, 2009년~2013년 사이 알레르기성 비염 환자는 황사가 심한 3월에 평균 20.4%로 크게 증가했다고 한다. 꽃가루가 주원인이었던 과거와는 달리 최근에는 잦은 봄철 황사로 인해 대기 중에 알레르기 유발 물질이 많아진 탓이다.

알레르기성 비염의 대표적인 증상은 콧물과 코막힘, 재채기로 감기와 비슷하여 그냥 지나치기 쉽지만, 증상이 2주 이상 지속되는 만성적인 질환이라는 특징을 가지고 있다. 일상생활의 불편함 외에도 만성적인 콧물과 코막힘 증상으로 인해 구강호흡을 하게 되고, 이로 인해 두통, 학습장애, 정서불안, 주의력결핍 과다행동장애(ADHD), 그리고 체내 산소량 부족으로 인한 뇌 발육 부진까지 올 수 있다는 연구발표가 있으니 어린아이들의 알레르기성 비염을 무시하면 안 된다.

알레르기비염은 천식, 아토피피부염, 결막염 등의 다른 알레르기 질환과 같이 나타나거나 발전하는 경우가 많으며, 알레르기성 비염을 앓고 있는 경우 천식으로 이환될 확률이 60%에 이른다. 알레르기성 비염은 소아의 약 10%, 사춘기의 10~15%에서 증상이 나타나는데, 부모로부터 물려받은 알레르기 소인을 가지고 있는 사람이 영유아기에 위험인자들에 노출되면 면역체계가 알레르기 반응이 일어나기 쉬운 쪽으로 작용해서 비염이나 기관지 천식과 같은 알레르기 질환이 생기게 된다.

앞에서도 설명했듯이 사람의 면역반응은 자연면역과 획득면역반응으로 나눌 수 있다. 외부에서 미생물이나 단백질과 같은 항원이 우리 몸으로 들어오면 자연면역계 방어를 시작으로 미생물을 포함하여 외부 항원을 제거한다. 이런식으로 항원들을 제거할 수 있으면 좋다.

그러나 제거하지 못하면 자연면역반응에 이어 획득면역계가 활성화되어 우리 몸의 면역반응은 지속되고 만성염증을 일으키게 된다. 이렇게 되면 초기의 자연면역조절만으로 면역질환을 해결할 수 없게 된다. 게다가 자연면역계가 외부항원을 제거했다 하더라도 강하게 일어난 면역반응이 남아있으면 과도하게 활성화된 면역세포들에 의해 우리 몸은 계속 손상을 받는다.

특히 알러지나 아토피는 획득면역계의 Th2가 외부항원에 의해 과도하게 반응하고 Treg 세포의 활성이 낮아 Th2 세포의 작용을 통제하지 못한 결과로 생긴다. 이 과도한 Th2를 제어하는 방법은 직접 Th2의 세포를 활성화시키는 IL-4의 생산을 억제하거나, 그렇지 않으면 Th2 세포의 작용을 억제하는 Treg세포의 작용을 높이면 가능할 수 있다.

Th2의 면역반응을 억제하면 알러지/아토피를 일으키는 면역반응을 억제할 수 있어 알러지/아토피 체내반응을 낮출 수 있다. 또한 알러지/아토피반응을 일으키는 원인 Th2를 억제하는 T림프구(Treg 림프구)의 면역반응을 활성화시키면 Treg 림프구는 Th2를 작용하지 못하도록 억제한다.

이런 반응을 활성화시킬 수 있는 프로바이오틱스가 계속해서 탐색된 결과, 일부의 유산균은 이런 반응을 할 수 있는 것이 밝혀졌다. 이 중에서 효과적인 반응으로는 Treg 세포를 활성화시키는 것이 알러지 과민반응을 효과적으로 조절하여 알레르기성질환을 개선할 수 있다고 보고하고 있다. 앞서 소개한 락토바실러스 플란타럼(L.plantarum CLP0611)이나 락토바실러스 브레비스(L.brevis G101)와 같은 유산균들은 Treg 림프구를 조절하여 과민면역반응을 완화시켜 줄 수 있다.

아토피 피부염

아토피는 대부분 영유아기에 발생하며, 환자의 50% 이상이 생후 3개월에서 1년 이내에, 30%가 1년에서 5년 사이에 발병하고 있다. 5세 이전에 발병하는 경우가 대부분이며, 환자의 80%는 소년기 중 천식이나 비염이 발생할 수 있다. 영유아기에 항생제의 노출이 천식과 같은 알레르기성 질환과 연관이 있다는 최근 연구보고도 있다.

아토피가 있는 유아의 소화관 장내세균들의 분포를 조사해보면 비피도박테리아와 같은 유익균이 적고 클로스트리듐이나 포도상구균과 같은 유해균이 상대적으로 높다. 또한 장누수증후군이 많이 관찰되며, 이런 어린이들의 장벽은 건강한 어린이에 비해 10배나 많은 알레르기 항원이 유입될 수 있다. 그렇게 소화되지 않은 큰 분자의 단백질이 들어오면서 음식 알레르기가 생길 수 있다. 이런 원인들이 누적되어 아토피 피부염으로 발전하는 것이다.

아토피 피부염의 주 증상은 피부건조증, 습진 등과 함께 나타나는 가려움증으로 참을 수 없는 가려움에 피부를 긁고, 상처 난 피부에서 만성 염증이 발생하면서 증상이 더욱 악화된다. 이 아토피 피부염의 치료를 위해 피부염을 치료하면 아토피가 남아있어 다시 피가 날 때까지 긁게 되어 다시 아토피 피부염이 생기는 악순환이 반복된다. 그렇다고 아토피를 치료하면 피부염은 더 심하게 발생한다. 그렇다면 한꺼번에 이 두 가지를 다잡을 수는 없을까?

한마디로 대답한다면 쉽지 않다. 근본적으로 치료를 하려면 피부염이 심각한 경우에는 피부염을 어느 정도 치료하고 아토피를 치료해야겠지만, 그렇지 않다면 아토피를 먼저 치료하고 피부염을 치료하는 것이 좋다.

그러므로 면역반응 조절과 함께 유익한 장내세균들을 증식시킬 수 있는 유산균들로 아토피를 치료하고 예방에 활용해야 한다. 이와 관련하여 많은 유산균들이 연구되었고, 김치에서 분리한 유산균, 건강한 사람의 소화관에서 분리한 유산균들이 현재 상품으로 개발되어 시판되기 시작했다.

미국임상피부학회지(Am. J. Clinical Dermatiology)에 2010년에 발표된 논문에 따르면, 아토피 피부염 증상이 있는 1~3살의 유아 90명을 대상으로 프로바이오틱스(L.acidophilus DDS-1과 B.lactis UABLA-12) 두 가지 균주를 혼합한 제품을 8주간 복용하게 한 실험의 경우, 유산균을 먹지 않은 그룹에 비해 유산균을 먹은 그룹에서 아토피 피부염 증상의 개선이 현저히 많이 나타났다고 한다. 특히 시험 기간 동안 아토피 피부염에 사용하는 스테로이드성 연고의 사용량도 유산균을 먹은 그룹에서는 대조군에 비해 7.7g이나 적게 사용하였다.

감염성질환 : 감기 / 기관지염 등

과거보다 국가 간 이동이 많아지면서 신종플루, 조류독감 등이 전세계적으로 유행하고 있으며, 우리나라도 예외가 아니다. 신종플루와 조류독감에 타미플루를 쓰고 있지만 실제로 좋은 치료제는 없다. 우리가 실제로 병원에서 처방 받는 감기약은 염증을 가라앉혀 증상을 완화시키는 항염증제, 세균 감염을 제어하는 항생제, 그리고 약으로 인한 소화불량을 개선해 줄 소화제 등으로 구성된다.

이러한 바이러스성 감염 질환에도 프로바이오틱스가 도움이 된다. 프로바이오틱스가 면역력을 강화시켜 바이러스 감염에 대한 저항력을 높게 해주는 것이다.

많은 연구에서 프로바이오틱스 섭취가 감기로 인한 증상을 완화시키고, 회복기간을 단축시키는 결과를 보이고 있다. 프로바이오틱스는 바이러스에 반응하는 항체(IgA)의 생성을 증가시켜 바이러스나 유해균이 점막상피에 부착하지 못하도록 할 뿐 아니라 바이러스 감염 시 항체형성을 증가시키는 효과가 있으며, 백신 접종을 했을 때도 항체가 잘 만들어지도록 하는데 도움을 준다.

자가면역질환

최근 류마티스성 관절염, 크론병, 셀리악병 등 자신의 면역세포가 자기 자신을 공격하여 발생하는 자가면역질환도 빠르게 증가하고 있다. 이러한 자가면역질환은 원래 외부물질에 대해 인체를 보호하는 임무를 가진 면역세포들이 자기 자신의 특정 세포나 조직을 적으로 간주하고 공격하여 면역반응을 일으키는 질환으로, 치료가 매우 어려우며 만성적인 염증반응이 나타나는 특징을 가지고 있다.

이러한 자가면역질환을 치료하기 위해 염증치료제, 면역억제제를 사용하고 있으나 사용에 한계가 있어 장기간 사용하는 경우 부작용을 고려하지 않을 수 없다.

이와 관련해서 자가면역증은 꾸준히 면역조절 T림프구(Treg 세포)를 중심으로 한 면역반응을 관리할 필요가 있으며, 항염증 사이토카인인 IL-10의 생성을 증가시키는 프로바이오틱스가 좋은 효과를 거둔다는 결과가 발표되고 있다. 이 유산균들은 자가면역질환의 환부에서 나타나는 염증반응과 증상을 완화시켜 줄 뿐 아니라, 장기적으로 면역조절 T림프구의 증가를 통해 면역체계의 균형을 찾아주어 자가면역질환의 치료에 도움을 줄 수 있다. 앞서 소개한 락토바실러스 플란타럼(L.plantarum CLP0611)이나 락토바실러스 브레비스(L.brevis G101)와 같은 균주도 자가면역질환에 효과적일 것으로 기대된다.

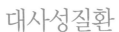

대사성질환
: 비만, 고지혈증, 혈당, 당뇨

장내세균들은 장의 건강에만 영향을 미치는 것이 아니라 우리 장에서 일어나는 소화작용, 그리고 에너지 이용과 대사과정에도 영향을 준다. 때문에 에너지 대사와 관련이 있는 대사성질환에서도 장내세균군집의 역할이 지대하다.

비만

앞에서도 소개했지만 건강한 성인의 장내세균군집과 비만인 사람의 장내세균군집의 구성에는 차이가 있음이 여러 연구들을 통해서 밝혀졌다. 또한 동물실험에서도 장내세균군집의 변화가 비만과 직접적인 영향이 있음이 확인되었다.

이와 더불어 장내세균군집은 장내 세포와의 커뮤니케이션뿐 아니라 장내 신경세포 자극을 통한 뇌의 자극을 유도하여 사람의 식욕까지도 제어한다고 하니, 장내세균군집을 다스리지 못하면 다이어트는 더 힘들어질 것이다.

최근 장내세균군집과 비만과의 관계가 계속 밝혀지고, 또 그 메커니즘에 대해서도 계속 연구가 되면서 장내세균군집을 변화시켜 비만에 영향을 주는 유산균의 역할에 대해서도 연구와 논문 발표들이 이어지고 있다.

예를 들면, 건강한 사람과 비만인 사람의 장내세균군집을 무균동물에 이식한 결과 비만인 사람의 장내세균군집을 이식한 동물이 건강한 사람의 장내세균군집을 이식한 동물에 비해 훨씬 뚱뚱해졌다. 장내세균군집의 특징을 보면 비만인 사람이 건강한 사람에 비해 소화관에 서식하는 퍼미큐테스문 (Firmicutes)과 박테로이데테스문(Bacteroidetes)의 비율이 높았고, 메탄생산균주들의 비율도 높고 유기산과도 상관성이 있으며, 장염의 염증도 높은 것으로 알려져 있다.

유산균들 중에는 소화관 장벽의 타이트 정션 단백질의 발현을 증가시켜 장관염증, 더 나아가서 장누수를 막고 체내 염증을 억제하는 유산균들이 있다. 이러한 유산균들은 전신염증에 의해 일어나는 대사성질환 특히 비만을 억제하는 효과가 있다. 저자가 김치에서 분리한 유산균 중 하나인 락토바실러스 브레비스(Lactobacillus brevis OK56)는 동물실험 결과 장관누수를 막고, 더 나아가서 체내로의 염증인자의 흡수를 막아 비만을 개선하는 효과가 우수함이 확인되었다.

뿐만 아니라 장내세균들 중에는 리놀레산(Linoleic acid)을 전환시켜 공액리놀레산(CLA, conjugated linoleic acid)으로 변화시키는 균들이 존재하는데, 이 공액리놀레산은 많은 동물실험과 임상시험에서 체지방 축적을 감소시키고 근육량을 늘려주는 물질로 보고되고 있다. 프로바이오틱스 비피도박테리움 브레브(Bifidobacterium breve LMC520)의 경우, 리놀레산을 공액리놀레산으로 전환시켜주는 능력을 가진 것으로 보고된 바 있다. 마찬가지로 공액리놀레산 전환능을 가진 락토바실러스 람노서스균(L. rhamnosus

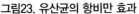

그림23. 유산균의 항비만 효과

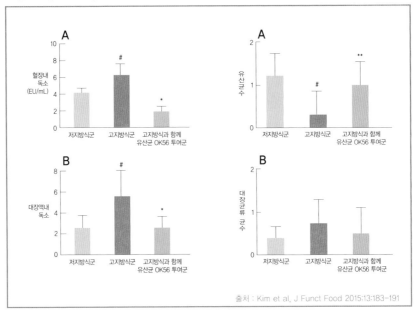

출처 : Kim et al, J Funct Food 2015:13:183-191

PL60)과 같은 유산균은 동물실험 결과 항비만 효과가 있는 것으로 보고되고 있어 CLA 생성 능력을 가진 유산균들도 비만을 억제하는데 효과가 있을 것으로 기대하고 있다.

대사증후군(metabolic syndrome)

식생활이 급속하게 서구화되면서 그만큼 빠르게 늘어나고 있는 대사증후군은 만성적인 대사장애로 인해 내당증장애(당뇨의 전 단계), 비만, 고지혈증, 고혈압과 같은 여러 가지 질환을 동시 다발적으로 갖고 있는 경우를 말한다.

최근 신체 활동량 감소와 고지방 식사로 인해 대사증후군 환자들이 늘어나고 있다. 2005년 국민건강영양조사에서 우리 국민 4명 중 1명이 대사증후군으로 진단됐다. 대한의사협회 산하 국민의학지식향상위원회 연구 결과에서는 우리나라 성인의 대사 증후군 유병률이 서유럽보다 높아 '매우 위험한 상황'으로 진단되기도 했다.

대사증후군은 당뇨의 전 단계로 당뇨병으로 발전될 가능성이 높으며 뇌졸중, 중풍, 심장 관련 질환이 일어날 가능성도 높이기 때문에 최근에는 국가 차원에서 적극적으로 대사증후군의 예방과 치료를 위한 캠페인을 진행하고 있다. 대사증후군의 가장 큰 원인으로 꼽히는 것이 바로 고지방, 고탄수화물 음식의 섭취와 운동 부족이다.

일부 프로바이오틱스는 혈당과 인슐린저항성을 감소시키고, 콜레스테롤의 체내 흡수를 막아 혈중 콜레스테롤을 낮추는 효과가 있다. 이런 프로바이오틱스들은 유익한 장내세균에게 좋은 환경을 제공해주면서 대사증후군을 개선할 수 있다. 대사증후군은 식생활과 운동으로 개선해야겠지만, 프로바이오틱스를 활용한다면 도움이 될 수 있다.

당뇨

당뇨병은 혈당 농도가 비정상적으로 높은 상태로 유지되어 심각한 합병증을 유발할 수 있는 대사장애 질환으로, 혈당조절을 담당하는 인슐린의 분비가 적거나 분비된 인슐린이 정상적으로 기능하지 못해 발생한다.

2014년 11월 질병관리본부가 2008~2012년 국민건강영양조사 결과를 토대로 펴낸 '우리나라 성인에서 당뇨병 관리수준' 보고서에 따르면 2012년 기준 30세 이상 성인에서 당뇨병 유병률은 9.9%로, 남자 10.7%, 여자 9.1% 수준이었다. 65세 이상의 경우 유병률은 21.4%(남자 24.3%, 여자 19.3%)로 더 높았다. 이처럼 우리나라 당뇨병 환자 수가 빠르게 증가하고 있으나 당뇨병 환자 10명 중 3명은 자신이 당뇨병이라는 사실도 알지 못하고 있다고 한다.

당뇨는 인슐린의 분비를 담당하는 췌장세포가 면역세포의 공격으로 파괴되어 인슐린 분비에 문제가 생겨 발생하는 일형 당뇨(Type I)와, 세포가 인슐린에 적절히 반응하지 못해 혈당조절이 제대로 되지 않아 발생하는 이형당뇨(Type II)로 나뉜다. 일형 당뇨의 경우 소아기에 발생하는 경우가 많아 소아당뇨라고도 불리며, 바이러스 감염 등으로 인해 발생하는 자가면역질환이다. 반면 이형 당뇨는 성인에게 주로 발생하며, 유전적 요인 외에 고열량, 고지방, 고단백 식단, 운동 부족과 스트레스 등 환경적 요인으로 생기는 대사성질환이다.

비만으로 인해 지방조직 특히 내장지방에서 염증 유발 사이토카인들(IL-1, IL-6, TNF-α)을 분비하여 염증 반응을 유도하고, 이 염증 반응 때문에 다시 염증을 일으키는 대식세포들을 모아 다시 염증 반응을 활성화시킨다. 이 과정에 생긴 다량의 염증성 사이토카인은 세포가 인슐린에 신속하게 반응하는 것을 막고, 포도당을 글리코겐 형태로 저장하는 것을 막아 혈당을 높게 하는 것이다. 이 과정이 반복되면 면역세포들의 기능은 약화되고, 일부의 세포들은 죽을 수도 있다. 면역 능력이 약화되면서 폐렴균과 같은 세균의 감염 등이 빈발해지고 방어를 하지 못해 감염증으로 사망에 이르는 것이다.

그러므로 당뇨병은 당에 의해 세포가 손상되지 않도록 혈당을 낮추는 일이 가장 먼저다. 다음은 면역 능력을 높여줘야 한다. 사람의 소화관에는 혈당을 조절하는 아케멘시아 뮤시니필라 (Akkemansia muciniphila) 균주가 있다. 이와 같은 장내세균은 더 있을 것으로 추정하고 있다. 그렇다면 이런

그림24. 유산균의 혈당강하 효과

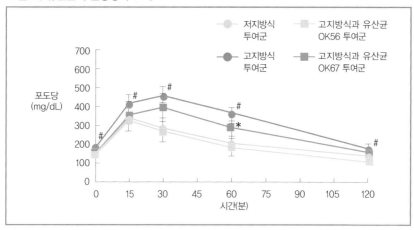

장내세균이 우리가 먹는 음식물이나 약에 의해 증가한다면 혈당을 낮출 수 있을 것이다.

이와 같은 맥락에서 우리가 현재 당뇨병에 사용하는 있는 약물 메트폴민 (metformin)은 직접 혈당을 조절하기도 하지만, 소화관에 혈당을 낮추는 장내세균을 증가시킨다는 사실이 최근 발견되었다. 그렇다면 소화관의 혈당을 조절하는 미생물을 이용해도 당뇨병 환자의 혈당을 조절하는 것이 가능해진다. 뿐만 아니라 유산균 중에서 혈당을 낮추는 유산균이 있다. 저자가 연구한 락토바실러스 사게(Lactobacillus sakei) OK67는 동물실험 결과 '그림 24'와 같이 당뇨병모델 동물에서 혈당을 효과적으로 낮추었다. 이런 유산균을 복용하거나 혈당을 낮추는 장내세균이 잘 자라는 환경을 제공해주면 당뇨병에서 혈당을 조절하는데 도움을 줄 수 있다. 이 유산균들은 혈당만 낮추는 것이 아니라 더 나아가서 장내세균을 제어하면서 면역반응도 제어할 수 있어 더욱 건강에 도움이 될 것이다.

고지혈증

고지혈증은 필요 이상의 콜레스테롤을 함유한 많은 지방 성분들이 혈액 안에 있으면서 혈관벽에 쌓여 염증을 일으키고 그 결과 심혈관계 질환을 일으키는 질환이다.

물론 혈중 콜레스테롤이 무조건 낮아야 좋은 것은 아니다. 콜레스테롤은 우리 몸의 세포를 구성하는데 꼭 필요한 성분으로 간, 뇌를 비롯해 인체 거의 모든 세포에서 만들어진다. 또한 효소를 통해 비타민D, 성호르몬과 스트레스 호르몬을 포함한 스테로이드 호르몬, 소화와 지방흡수를 돕는 담즙산염으로 전환되어 체내에서 사용된다.

그러나 필요 이상의 콜레스테롤이 혈액 내 존재하면 혈관벽에 쌓여 문제를 일으킨다. 정상적인 건강상태라면 인체의 항상성에 따라 혈중 콜레스테롤과 지질 농도를 조절하겠지만 우리 몸이 이를 조절하지 못하는 상태가 되면 문제가 된다.

콜레스테롤은 HDL-콜레스테롤(좋은 콜레스테롤)과 LDL-콜레스테롤(나쁜 콜레스테롤)로 구분한다. 특히 콜레스테롤 중 LDL-콜레스테롤이 문제가 된다. HDL-콜레스테롤이 많으면 문제가 없지만, LDL-콜레스테롤이 필요 이상 많이 존재할 경우 혈관벽에 쌓여 염증을 일으키고 혈관벽을 좁게 만들어 심혈관계질환을 유발시키기 때문이다.

유산균은 1980년대부터 콜레스테롤을 흡착하는 능력으로 주목을 받았다. 혈중 콜레스테롤은 담즙산 형성에 사용되는데, 간에서 만들어지는 담즙산은 장으로 분비되어 지방의 분해와 흡수를 담당하고 장으로 다시 흡수되어 재활용된다.

이때 프로바이오틱스는 장내에서 담즙산을 재흡수되지 않는 형태로 전환시켜 변으로 배출되도록 하는데, 이렇게 되면 간에서는 다시 콜레스테롤을 사용하여 담즙을 만들어 혈중 콜레스테롤 농도를 낮춰준다. 또한 장내 콜레스테롤에 직접 흡착하여 콜레스테롤의 흡수를 억제, 필요 이상의 콜레스테롤이 체내에 존재하지 않도록 도와주는 역할을 담당한다.

피부미용

사람의 소화관에 서식하는 장내세균은 음식물이 위와 소장상부에서 흡수되지 않으면 이를 이용한다. 이 장내세균들은 사람이 먹는 음식물에 따라 크게 구성원이 변한다. 채식을 하면 사람의 면역반응에 도움을 주는 유산균들이 증식하나, 지방과 단백질 함량이 높은 음식물들을 먹으면 장내세균들이 이를 이용하면서 암모니아와 발암물질을 생산하여 소화관의 pH를 높인다.

소화관의 pH가 높아지면 장내세균들 중 발암반응을 촉진하는 세균들이 증가함과 동시에 이 세균들이 생산하는 발암반응을 유발하는 효소들의 생산도 많아진다. 소화관 pH의 상승이 대장암의 발생을 촉진하는 원리이다. 그러므로 소화관의 pH가 높아지지 않도록 식이를 섭취하는 것이 건강에 도움이 된다.

게다가 소화관 pH의 상승은 혈액으로 흡수를 포함한 전신으로의 암모니아 흡수를 증가시킨다. 우리가 단백질 섭취가 부족할 때는 이 암모니아가 도움이 되나 그렇지 않을 경우에는 이 암모니아는 요독증 물질, 또는 간성혼수의 원인이 되기도 한다. 특히 신장이 좋지 않은 사람에게는 신장의 기능을 악화시키는 원인이 된다.

더욱이 피부에서는 피부질환을 일으키거나 악화시키는 원인이 되기도 한다. 예를 들면 아토피질환과 같은 경우는 더 심한 피부의 손상을 일으킬 수 있어 소화관에서 암모니아가 생성되어 흡수하는 것을 억제할 필요가 있다.

유산균의 복용은 직접적으로 작용하여 피부를 개선하는 효과가 없기 때문에 피부미용과는 관련이 없다고 생각할지 모르지만, 유산균의 복용은 소화관의 pH를 낮춘다. 물론 소화관에 서식하는 장내세균 중에 유산균의 먹이가 되어 유산균을 증식시키는 프리바이오틱스도 비슷한 효과를 갖고 있다. 이 프리바이오틱스와 프로바이오틱스를 섭취하면 소화관의 pH와 혈중 암모니아 농도를 낮출 수 있다. 게다가 발암물질의 생산을 촉진하는 효소의 생산과 반응속도를 저해하는 효과를 갖고 있어 피부미용에 도움이 된다.

정신질환, 자폐증

　자폐증이 있으면 밀가루 음식을 먹는 것을 자제해야 한다는 것을 아는가? 왜 그럴까? 많은 과학자들에 의해 자폐증 환자와 건강인을 비교할 때 장내세균군집에 확실히 차이가 있다고 밝혀졌다.

　그렇다고 자폐증 환자는 밀가루 음식을 먹으면 안 되는 것일까? 지금까지 보고에 의하면 밀가루 음식을 먹으면 안 되는 사람은 밀가루에 함유된 쫄깃한 맛을 지닌 성분인 글루텐 단백질에 불내증을 갖고 있는 사람이다. 이 단백질은 글루텐불내증이 있는 사람들에게 두통, 소화 장애를 일으키고, 더 나아가서는 밀 알레르기, 글루텐불내증, 셀리악병을 일으킬 수 있다. 특히 선천적으로 셀리악병을 앓고 있는 사람은 소장에서 글루텐을 소화시키지 못한다. 이런 사람이 밀을 먹으면 탄수화물은 위, 소장에서 소화되어 공장에 이르는 과정에서 거의 흡수가 되고, 단백질인 글루텐만 남는다. 이 글루텐은 장내세균이 다량 서식하고 있는 회장과 대장에서 장내세균의 먹이가 된다. 그래서 가장 먼저 회장에 이상발효가 생기고, 더 나아가서는 소화관에 염증과 설사를 일으키는 게실증, 철겹핍빈혈이 생기게 된다. 이렇게 글루텐에 의해 증식한 장내세균들이 생산하는 독소는 장신경계에 악영향을 미친다고 발표되고 있다. 그러나 이와 반대되는 연구 발표도 있어 좀 더 정확한 연구 결과를 기다려야 할 것으로 보인다.

이외에도 육류를 좋아하는 사람들은 장내세균군집이 다르며, 이 세균들은 자신의 장내세균 점유율을 지키기 위해 신경전달물질을 분비하여 뇌로 전달하고 이 자극으로 기름진 음식을 찾게 한다. 이와 같이 식생활에 따라 소화관에 서식하는 장내세균도 변하기 때문에 자신도 모르는 사이에 변한 식생활을 계속 쫓아가게 되는 것이다. 그래서 근본적으로 식생활을 바꾼다면 본인의 대단한 의지도 필요하지만, 이에 못지않게 소화관의 미생물도 바꿔야 한다. 그러기 위해서는 꾸준히 식단을 관리해야 함은 물론 유산균과 같은 프로바이오틱스를 이용하여 건강에 도움을 주는 장내세균들이 증식할 수 있도록 도와줄 필요가 있다. 그렇게 하면 보다 쉽게 소화관 환경을 개선하여 건강한 장내세균군집을 형성해 갈 수 있을 것이다.

한편 최근 들어 식사와 관련된 흥미 있는 장내세균군집 연구 중에 금슬이 좋은 부부는 장내세균군집이 닮아 있다는 연구 결과가 있다. 초파리들에게는 먹는 식이가 같은 집단끼리 결혼하는 특성이 있는데, 이는 식이에 의해 장내세균군집이 결정되고 이 때 생신하는 부산물들에 의해 조절되기 때문이다. 사람의 경우에도 금슬이 좋은 부부는 즐기는 음식이 같은 사람들이며, 이 또한 음식이 장내세균군집을 결정하고, 이 부산물들에 의해 조절되기 때문이라는 주장이다.

질염(여성 질환)

　여성의 질 점막에 세균 또는 캔디다균이 감염되어 염증이 생긴 질환을 질염이라고 한다. 질염을 일으키는 세균으로는 임질균, 연쇄구균, 포도상구균, 대장균, 가르네렐라 균주 등이 있다. 일반적인 증상으로는 대하(帶下: 냉)가 많아지고 백색, 황백색의 혼탁상이 되며, 때로는 화농성 출혈이 생기기도 하고 악취가 난다. 외음부가 늘 축축하고, 소양감(瘙痒感)과 작열감(灼熱感)이 있으며, 냉으로 인하여 짓무르게 되면 소변을 볼 때 통증이 있다.

　질염은 많은 경우에 빈번한 질 세정제, 피임제 사용과 함께 면역저하로 인해 생긴다. 질 안에 정상적으로 서식하고 있는 좋은 미생물들인 유산균들이 사멸되고, 그 자리를 염증을 유발하는 세균이나 캔디다진균이 감염하여 염증을 일으키는 것이다.

　항생제를 사용하면 빠르게 치유될 수 있지만, 그것만으로는 충분하지 않다. 질 내 유익한 유산균들의 복귀가 이뤄져야 재발하지 않고 건강하게 질 건강을 회복할 수 있기 때문이다.

가장 좋은 방법은 질 안으로 직접 유산균을 투여해주는 것이다. 2차적으로는 유산균을 복용하여 면역력을 높여 질 내에 유산균이 빠르게 서식할 수 있도록 도와주면, 훨씬 빠르게 질 건강을 회복할 수 있을 것이다.

최근에는 유산균의 복용만으로도 소화관 면역계를 조절하여 질 내 유산균이 늘어난다는 연구 결과들이 보고되고 있다. 여성의 질 내 미생물군집은 장차 태어날 아기의 건강에도 큰 영향을 미치므로, 결혼이나 출산을 계획하고 있는 여성들이라면 장 속 미생물뿐 아니라 질 내의 미생물에도 신경을 쓰는 것이 좋겠다.

이외의 유산균의
또 다른 기능

방사선으로 인한 손상 방지

2011년 3월 11일, 일본 후쿠시마에서 일어난 원전 사고는 방사능에 대한 공포를 다시 불러일으킨 사건이었다. 우리나라와 근접한 일본에서 일어난 사건이기 때문에 더욱 충격적이었고, 또 후쿠시마 원전 사고가 우리나라에 미칠 영향도 크게 우려가 되었다.

후쿠시마 원전 사고로 새롭게 주목을 받은 식품이 있었으니, 바로 프로바이오틱스이다.

1986년 러시아에서 발생한 체르노빌 원전 사고 당시 모스크바 역학미생물연구소는 방사능 누출 사고 지역의 주민을 대상으로 방사능으로 인한 질환의 예방 및 치료에 유산균 제제를 사용해 치료 효과를 증명한 바 있다.

또한 미생물연구소 소장인 보리스 쉔데로프 박사는 저서 '인간과 동물의 장내세균군집의 생태학적 변화'에서 체르노빌 원전 방사능 누출 사고 지역의 주민을 대상으로 방사능으로 인한 질환의 예방 및 치료 등에 유산균제제가 사용됐으며 폐렴과 알레르기질환을 앓고 있는 어린이들에게도 다른 치료법과 유산균제제를 병행해 치료 효과를 높인 사례가 있다고 밝혔다.

사람이나 동물이 방사선에 노출 시 가장 먼저 손상을 받는 부분이 면역계이다. T림프구의 기능이 억제되고 골수에서 면역세포들을 만드는 줄기세포를 만드는 능력이 떨어지며, 소화관에 살고 있는 장내세균이 몸 전체로 감염될 수 있어 몸 전체의 건강이 급속히 나빠진다. 이 때 프로바이오틱스를 섭취하면 방사선으로 인해 생기는 골수의 줄기세포 생산력 저하, T림프구 감소 등의 부작용이 개선되며 장내유해세균을 억제하여 감염증을 억제할 수 있는 것이다.

구강건강과 프로바이오틱스

우리 몸의 장 속에만 미생물이 살고 있는 것이 아니다. 피부, 입, 코점막, 생식기 등 우리 몸 구석구석에는 미생물들이 자리를 잡고 살고 있다.

우리의 입도 장과 마찬가지로 고유의 세균군집을 구성하고 있는데, 구강 내 미생물들은 우리 입안의 점막세포, 치아에 부착하여 세균들이 뭉쳐있는 바이오필름(biofilm)이라고 하는 구조물을 형성한다. 이 미생물 군집들은 양치질을 해도 완전히 제거되지 않고, 금방 다시 숫자가 증가하여 원래의 세균군집으로 돌아가는 특징을 가지고 있다. 장내세균군집과 마찬가지로 구강의 건강상태에 따라 균의 구성이 달라지는 것이다.

그래서 오히려 알코올을 함유하고 있는 가글액의 사용이 입을 마르게 하고 구강 내 유익균을 제거하며, 잇몸 깊숙한 곳에 자리 잡은 유해균들을 남겨 더 심한 구취를 유발한다는 주장도 있다.

이러한 구강 내 미생물에는 대표적인 충치유발균인 연쇄상구균

(Streptococcus mutans)외에 포르피로모나균(Porphyromonas gingi-valis), 프레보텔라균(Prevotella intermedia), 캔디다균(Candida albicans) 등과 함께 유산균도 한 몫을 하고 있다.

한때 유산균은 젖산을 생성하는 능력 때문에 구강 내에서 당을 분해하고 젖산을 생성하여 치아에 손상을 주는 충치유발자로 여겨지기도 했지만, 최근 프로바이오틱스의 섭취로 구강 내 균총을 변화시키면 구취나 충치의 원인균들을 제어하여 구취 및 충치, 잇몸질환 등 구강 내 발생하는 질병을 예방할 수 있음이 밝혀지고 있다. 또한 염증반응을 제어하여 치주염 등의 증상을 완화시키기도 한다.

염증성 간질환

우리나라의 직장문화에서는 '술'을 빼놓을 수 없다. 프로바이오틱스를 섭취하게 되면 전혀 기대하지 않았던 의외의 효과를 느끼는 사람들이 많은데 '술이 늘었다'는 것이 대표적이다. 이는 프로바이오틱스의 섭취로 알코올을 직접 흡수하는 장의 세포들이 건강해졌기 때문이기도 하고, 2차적으로는 이로 인해 간 건강이 개선되었기 때문이다.

장에서 흡수된 모든 물질은 일차적으로 간으로 유입되어 해독 및 분해작용을 거친다. 이때 장에서 어떤 물질이 흡수되느냐에 따라 간이 직접적인 영향을 받기 때문에 '장'의 건강은 곧 '간'의 건강으로도 이어진다. 장에서 유해물질을 최대한 덜 흡수할수록 간의 부담은 그만큼 덜어지고, 그만큼 필요한 해독작용을 더 열심히 수행할 수 있기 때문이다.

평소 장에 유해세균이 많은 사람들의 경우 장내 유해세균이 대사과정에서 생성하는 독성물질이나 유해세균의 세포막 성분인 지질다당류(LPS)가 장상

그림25. 장내세균의 불균형에 의한 간 손상 기전

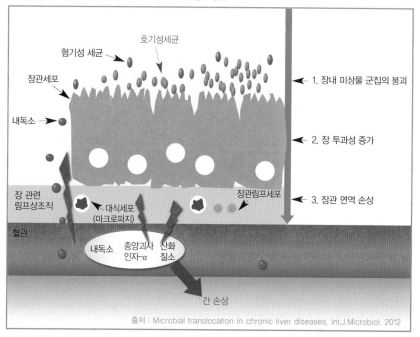

출처 : Microbial translocation in chronic liver diseases, Int.J.Microbiol, 2012

피세포와 간세포를 자극하여 염증을 일으킬 수 있으며, 장벽막이 손상되어 간세포로 많은 양의 유해물질이 유입, 간 손상을 촉진시킨다.

프로바이오틱스는 이러한 유해균의 성장을 억제하여 내독소 형성을 감소시키고, 알코올 생성균의 수를 감소시켜 간 손상을 예방한다. 또한 대사작용을 거쳐 유해물질을 분해하고 장 벽막을 강화하여 유해물질이 간으로 유입되는 것을 예방하여 간을 건강하게 해준다.

이외에도 항염증작용을 통해 간의 염증반응도 억제하여 준다.

MSG 흡수 저해 효과

L-글루타민산나트륨(MSG)은 식품제조, 가공 시 맛과 향을 증가시키기 위해 사용되는 식품첨가물이다. 1907년 일본 도쿄대의 키쿠나에 이케다 교수가 다시마와 고기에서 나는 특유의 감칠맛을 '우마미'라는 구수한 맛으로 표현하고 이 맛을 내는 글루타민산을 분리한 이래, MSG는 우리 식탁에서 널리 사용되는 조미료가 되었다.

MSG는 현재 세계 각국에서 식품첨가물로 지정되어 사용하고 있으며, WHO는 1987년부터 MSG에 대한 1일 섭취 허용량을 '설정되지 않음'으로 규정하고 있다. MSG는 저렴한 가격으로 감칠맛을 낼 수 있으므로 다양한 음식, 특히 가공식품이나 식당에서 맛을 증진시키기 위한 첨가제로 널리 사용되고 있다.

그림26. 1인 1일 MSG 추정 섭취량

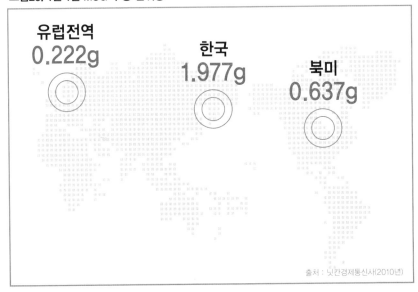

출처 : 닛칸경제통신사(2010년)

그러나 MSG의 안전성에 대한 논란이 지속되고 있는 것도 사실이다. 1968년 중국계 미국인 의사 Kwok 박사가 과도한 MSG를 섭취한 사람들에게서 두통이나 경직, 흉통 등의 증상으로 표현되는 '중화요리 증후군(Chinese restaurant syndrome)'이 나타난다고 보고하였다. 1969년 또 다른 연구 그룹(Olney JW와 Sharpe LG 박사)은 시중에서 판매되고 있는 MSG가 첨가된 유아식품을 어린 쥐가 섭취한 결과 눈과 뇌에 손상을 주었으며, 때문에 유아가 다량의 MSG를 섭취하면 뇌세포를 손상시키고 내분비계가 교란을 일으킬 수 있다고 주장하였다.

실제로 MSG는 그 이후 많은 검증을 거쳐 안전성에 문제가 없는 물질로 판정되었지만, 미국연방실험생물학회(FASWB:Federation of American Societies in experimental biology)는 1995년 보고서를 통해 1일 0.5~2.5g 정도로 MSG를 섭취한 후에 일부 민감한 사람들은 MSG 복합증후군(MSG

그림27. 한국 외식업체 한 달 평균 MSG 사용량

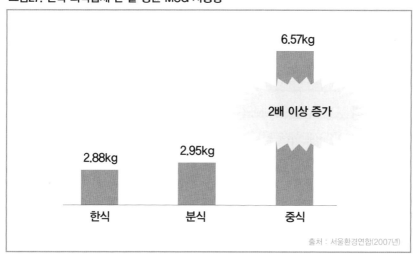

출처 : 서울환경연합(2007년)

그림28. 유산균의 MSG 흡수 억제 효과

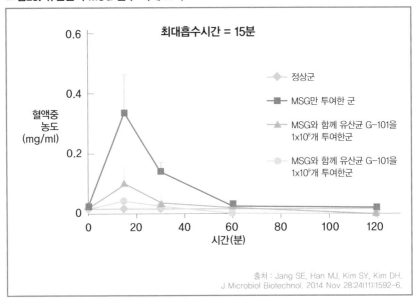

최대흡수시간 = 15분

혈액중 농도 (mg/ml)

정상군

MSG만 투여한 군

MSG와 함께 유산균 G-101을 1x10⁹개 투여한군

MSG와 함께 유산균 G-101을 1x10⁹개 투여한군

시간(분)

출처 : Jang SE, Han MJ, Kim SY, Kim DH.
J Microbiol Biotechnol. 2014 Nov 28:24(11):1592-6.

symton complex)으로 알레르기반응이 나타날 수 있고 심한 난치성 천식 환자들은 천식이 악화될 수도 있다고 보고하였다. 1997년 발표된 연구보고서에서도 2.5g이상의 MSG를 섭취 시 두통, 근육 긴장, 근육 저림, 허약함, 안면홍조 등의 증상이 나타날 수 있다고 언급하고 있다.

우리나라는 1인 1일 평균 MSG 섭취량이 1.977g으로 선진국의 MSG 평균 섭취량 0.3~1.0g에 비해 월등히 높다. 이 때문에 MSG의 안전성에 대한 논란이 지속되는 것 같다.

MSG는 체내에 들어가면 글루탐산(glutamic acid)으로 전환되어 우리 몸에서 사용된다. 글루탐산은 모유에 많이 함유되어 있는 필수 아미노산이며, 체내에서 신경의 흥분을 전달하는 신경전달물질로 작용한다. MSG는 안전성에는 문제가 없으나, 우리나라의 경우 과량 사용되는 경우가 많고 또한 MSG에 과민반응을 보이는 사람들의 경우 알레르기반응을 일으킬 수 있다는 것이 문제이다.

그러나 유산균들 중에 MSG를 우리 체내의 신경전달물질인 GABA로 전환하는 능력을 가진 유산균들이 있다는 사실을 아는가? GABA는 중추신경계에 필수적인 물질로, 신경을 흥분시키는 글루탐산과는 반대로 흥분을 억제하고 안정시키는 역할을 한다. GABA는 세계적으로도 기능성식품 소재로서 1980년대 중반부터 이용되기 시작했고 뇌혈류 개선, 뇌세포의 대사기능을 촉진시켜 신경안정 작용, 스트레스 해소, 기억력 증진, 혈압 강하, 우울증 완화, 불면, 비만, 갱년기장애 등에 효과가 있는 것으로 알려져 있다.

유산균들 중에는 락토바실러스 브레비스(Lactobacillus brevis), 락토코커스 락티스(Lactococcus lactis) 등이 GABA를 생산하는 것으로 보고되고 있으며 김치유산균들 중에 MSG를 GABA로 전환시켜주는 유산균들이 많다. 김치도 GABA의 함유량이 높은 식품 중 하나인데, 김치유산균들이 발효 중에 생성해내기 때문이다.

이러한 MSG를 GABA로 전환시켜주는 유산균의 효능을 평가하기 위해 락토바실러스 브레비스(L.brevis G101) 유산균을 먹인 쥐에게 MSG를 경구 투여한 결과, 혈중 MSG의 수치가 유산균을 먹이지 않은 쥐에 비해 낮았으며, 떨어지는 속도도 빨랐음이 관찰되었다.

또한 락토바실러스 브레비스(L.brevis G101) 유산균을 이용한 임상시험에서 유산균을 5일간 먹은 그룹에게 MSG가 들어간 자장면을 시식하게 하였더니, 유산균을 먹은 대조군에 비해 갈증이나 졸림과 같은 MSG 증후군에 의한 증상을 덜 느끼는 결과도 확인하였다.

필자의 지인 중에도 MSG에 대한 과민반응이 있어 MSG가 들어간 음식만 먹으면 알레르기 반응이 나타나 외식을 못하였는데, 유산균 제품을 꾸준히 먹으면서 이러한 과민반응이 사라진 경우도 있다. 이런 경우 유산균의 면역 조절작용으로 인한 것으로 볼 수도 있지만, MSG를 대사하는 유산균의 또 다른 능력 때문일 수도 있지 않을까 하는 생각이 든다. 이런 결과들을 보면 유산균을 꾸준히 먹는 사람들은 적어도 MSG의 유해성 논란에서만큼은 자유롭지 않을까?

프로바이오틱스를 먹자!

— 프로바이오틱스 이야기

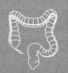

프로바이오틱스 바로 알기

프로바이오틱스가 뭘까?

최근 들어 유산균이나 비피더스균이라는 말 대신 프로바이오틱스라는 말이 많이 사용되고 있다. 프로바이오틱스란 무엇일까?

프로바이오틱스(Probiotics)는 영어의 'for'에 해당하는 그리스어의 'pro'와 영어의 'life'에 해당하는 그리스어의 'bios'를 합성하여 만든 단어로서, 건강에 도움이 되는 모든 살아 있는 미생물(생균)을 총칭한다. 즉, 간단히 말하면 '몸에 좋은 미생물'이다.

우리가 흔히 아는 유산균이 바로 대표적인 프로바이오틱스이다. 또 우리가 즐겨먹는 청국장에 들어있는 청국장균(고초균) 같은 균들도 우리 몸에 유익한 역할을 수행하므로 프로바이오틱스에 속한다고 할 수 있다.

하지만 우리나라 식약처의 건강기능식품에 관한 법률에서 말하는 '프로바이오틱스'는 현재는 사람의 건강에 도움을 주는 유익한 생균 중 유산균과 비피더스균만을 지칭하고 있으며, '건강기능식품'에 사용 가능한 기능성 원료로서 락토바실러스, 비피도박테리움속, 엔테로콕커스 패슘, 엔테로콕커스 패칼리스, 스트렙토콕커스 서모필러스 등이 대표적인 프로바이오틱스이다. 그러나 실제로는 모든 프로바이오틱스가 유산균만을 의미하지는 않는다. 예를 들면 고초균은 프로바이오틱스이지만 유산균은 아니다.

락토바실러스와 비피더스균의 차이

락토바실러스와 비피더스균은 사람의 소화관에서 살고 있는 대표적인 유익균이다. 이 균들은 젖산을 생산하는 많은 유산균 중에서도 세계식량기구, 미국 FDA 등에서 가장 이상적인 유산균(젖산균)으로 분류되고 있다.

프로바이오틱스 제품에 표기되어 있는 유산균들의 이름을 살펴보자. 락토바실러스 애시도필러스(Lacto-bacillus acidophilus), 락토바실러스 플란타럼(Lactobacillus plan-tarum), 락토바실러스 카제이(Lactobacillus casei), 비피도박테리움 롱검(Bifidobacterium lon-gum), 비피도박테리움 락티스(Bifidobacterium lactis) 등 정말 다양한 유산균들이 사용되고 있음을 알 수 있다.

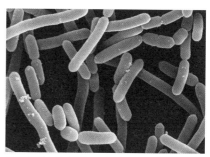

락토바실러스 카제이 (Lactobacillus casei)

그럼 락토바실러스와 비피더스균은 어떤 차이가 있을까? 락토바실러스와 비피더스균은 둘 다 '젖산(유

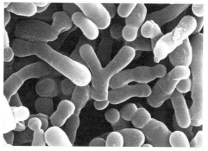

비피도박테리움 락티스 (Bifidobacterium lactis)

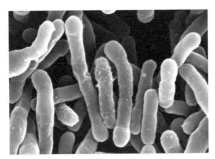
비피도박테리움 롱검 (Bifidobacterium longum)

산'을 만들어내는 능력을 가지고 있어 '유산균'으로 불리지만, 실제 분류학적으로는 포유류와 파충류만큼이나 다르기도 하다.

비피더스균은 아직까지는 사람과 동물의 소화관에서만 발견되고 있다. 그러나 락토바실러스균은 사람의 소화관 외에도 발효식품, 과일, 채소 등의 자연계에 널리 분포하고 있다.

비피더스균과 락토바실러스균 모두 산소를 싫어하여 산소가 없는 곳에서 잘 사는 혐기성 세균으로 분류된다. 그러나 비피더스균은 산소가 있으면 오래 버티지 못하고 죽어버리는 반면, 락토바실러스의 경우에는 산소가 있어도 죽지 않고 잘 버티는 힘을 가지고 있다. 그래서 자연계에 널리 분포하면서 발효식품들의 발효에 중요한 역할을 담당하고 있기도 하다. 김치를 맛있게 만드는 유산균은 바로 이 락토바실러스가 대부분이다.

사람의 소화관에는 락토바실러스와 비피더스균이 모두 살고 있으나, 대체로 비피더스균이 월등히 많으며 특히 유아에게 절대적으로 많아 건강에 큰 도움을 주는 유익한 유산균이다. 그러나 나이를 먹어가면서 비피더스균의 점유율은 점점 줄어든다.

같은 이름의 균이면 효과도 동일할까?

지구상에 존재하는 모든 생물체는 문-강-목-과-속-종 순으로 분류가 되며, 속명과 종명을 붙여 학명으로 나타낸다.

학명이란 어떤 생물종을 지칭하는 단어로, 대단히 넓은 범위의 생물체들을 말한다. 예를 들어 지구상에 살고 있는 사람은 모두 'Homo sapiens' 라는 학명을 가지고 있는 단일종이다. 그러나 사람은 능력이나 특징이 모두 다르기 때문에 구별을 위해 이름을 짓는다. 사람에게 각자의 이름이 있는 것처럼 유산균도 고유의 이름을 갖고 있다.

예를 들어보면 락토바실러스 플란타럼(Lactobacillus plantarum)은 유인원 중에서 사람(Homo sapiens)이라고 하는 것처럼 아주 넓은 의미이다. 그러나 사람 중에서 한국의 서울 종로구 낙원로 12-12번지에 사는 홍길동이라고 구체적으로 한정하면,

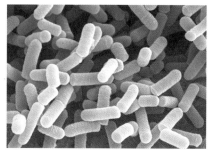
락토바실러스 플란타럼(Lactobacillus plantarum)

특정한 한 사람을 나타내게 된다. 마찬가지로 락토바실러스 플란타럼(Lactobacillus plantarum) CLP0611처럼 속과 종 다음에 종을 더 구체화시킨 CLP0611이란 이름을 붙여 다른 락토바실러스 플란타럼균들과 구별할 수 있다.

종 뒤에 붙는 CLP0611과 같은 이름은 사람 개개인의 특징과 능력이 다른 것처럼 개개의 유산균을 의미하는 것이며, 사람과 마찬가지로 대부분의 경우 그 유산균의 능력과 특징에 차이를 보인다. 락토바실러스 플란타럼균은 모두 유산을 생성하고 유해균을 억제하는 유산균 공통의 특징을 가지고 있지만, 개개의 락토바실러스 플란타럼들 사이에서는 그 능력에 조금씩 차이를 나타내는 것이다. 다시 말해, 락토바실러스 플란타럼CLP0611이 면역조절능력이 우수하다고 해서 모든 락토바실러스 플란타럼이 동일한 면역조절능력이 있다는 것을 의미하지는 않는다.

그러므로 유산균 제품 구매 시 첨가된 유산균의 종류를 꼼꼼히 살필 필요가 있다. 수많은 종류의 유산균 중에서 특별한 효능이 구체적으로 밝혀지고 등록된 균주가 기능성에 대한 신뢰를 주기 때문이다.

어떤 사람이 먹으면 좋을까?

유산균은 사람에 따라 그 효능이 다르게 나타날 수 있다. 유산균을 먹어도 무엇이 좋아졌는지 느낄 수 없는 사람이 있는가 하면 어떤 사람은 극적인 건강의 변화를 느끼기도 한다. 그렇다면 왜 이런 차이가 있을까?

복용하는 유산균의 함량과 기능성에 따라, 그리고 복용하는 사람의 건강 상태에 따라 그 효능이 달리 나타날 수 있기 때문이다.

비만인 사람의 예를 들어보자. 장내에는 장내세균군집을 변화시켜 비만을 유도하는 세균들이 살고 있다. 비만에 유용한 유산균을 복용할 경우, 이 유산균들이 비만 유도균을 제압하여 건강한 장내세균군집을 만드는데 도움을 주어 조금씩 비만이 개선될 것이다. 그러나 비만과 관련 없는 유산균을 복용한다면 비만 개선에 의미가 없을 수도 있다.

설사를 자주하는 체질이라면 설사를 일으키는 대장균과 세균들을 제압하는 능력이 뛰어난 유산균을 복용해야 한다. 유산균 중에는 설사의 원인인 바이러스의 감염을 막아주는 유산균도 존재한다. 이런 유산균을 꾸준히 복용하는 사람은 좀처럼 설사를 하지 않고, 간혹 설사가 일어난다 하더라도 짧은 기간에 정상으로 회복된다.

그러므로 건강을 지키기 위해 유산균을 복용해야겠다고 생각한다면 먼저 어떤 유산균들이 내가 원하는 능력을 갖고 있는지부터 알아보고 선택해야 할 것이다.

죽은 유산균도 효과가 있을까?

일반적으로 유산균하면 살아있는 균으로 생각한다. 현재 상품화가 되어 있는 대부분의 유산균 제품들은 생균을 포함하고 있다.

그러나 일부 유산균을 제외한 대부분의 유산균들은 혐기성 세균이기 때문에 공기와 접촉하면 쉽게 죽는다. 그렇다면 유산균이 죽으면 그 효능도 없어질까?

모두 그렇지는 않다. 유산균이 면역력 개선에 좋은 이유는 유산균의 세포벽, 세포 분비물, 세포막 성분 등 다양한 성분을 포함하고 있기 때문이다. 예를 들면 이 세포벽 성분은 유산균이 죽는다 하더라도 없어지지 않는다. 또한 유해균을 죽이는 유기산 또는 박테리오신과 같은 인체에 유용한 성분들도 유산균이 죽어도 남아있으므로 그 효능은 발휘된다.

그러나 유산균이 죽으면 유해균 증식을 억제하는 기능은 기대할 수 없다. 유해균이 먹을 성분을 가로채지 못하기 때문이다. 또한 유산균이 살아 있는 상태로 장에 도달하여 정착, 증식하게 될 경우 유산균의 유익한 성분들이 더 많아질 수 있으므로 생균이 좀 더 유용하다고 볼 수 있다.

우리가 먹는 유산균은 살아있으면 좋다. 그러나 죽었다고 효능이 없다고 생각할 필요는 없다. 내가 유산균에서 기대했던 효능에 주안점을 두고 유산균을 선별하는 것이 더욱 중요하다.

코팅 유산균이 정말 좋은 걸까?

유산균은 사균보다는 생균의 효능이 더 크다. 그러므로 살아있는 유산균을 효능이 나타날 부위인 위, 소장, 대장까지 전달하는 것이 중요하다. 그래서 많은 사람들이 유산균이 위산이나 소화효소, 담즙산으로부터 안전한지 궁금해한다.

그러나 살아있는 생균을 위까지 전달하는 데는 코팅을 할 필요가 없다. 예를 들면 위에서 살고 있는 헬리코박터 파이로리균을 억제하기 위해 유산균을 복용하는 경우, 코팅한 유산균은 산성인 환경에서는 코팅한 알약 속에서 빠져나올 수가 없다. 그러므로 이 때에는 유산균을 코팅해서는 안 된다.

그렇다면 소장하부와 대장으로 유산균을 전달하기 위해서 코팅하는 경우는 어떨까? 유산균의 경우에는 세포의 표면에서부터 속까지 수백 가지 이상의 성분을 함유하고 있어 실제로 코팅이란 제조과정 중에 안정성이 많이 떨어진다. 또 코팅이 되었다고 해서 모든 균이 살아있는 채로 소장, 대장에 도달하는 것도 아니다. 소장이나 대장으로 가서 붕해되어 유산균이 빠져나온다고 해도 살아나기 위해서는 상당한 시간(6시간 이상)이 필요하다.

코팅을 하지 않은 유산균을 먹으면 위산에 의해 일부 유산균이 죽는다. 물론 소화효소나 담즙산에 의해서도 죽는다. 그러나 섭취한 유산균의 90%가 죽는다고 해도 크게 걱정할 것은 없다. 처음에 먹은 100억개의 유산균 중 90%가 죽었다고 해도 10억개의 균은 살아있고, 90억개의 죽은 유산균도 효능을 나타낼 수 있기 때문이다. 실제 효능 면에서는 기능성이 강하지 않은 코팅유산균보다 기능성이 강한 비코팅유산균이 더 효과적이다.

또한 코팅 공정을 거치면서 유산균의 제조 비용도 올라가기 때문에 비용 대비 효과 즉, 경제성을 감안한다면 코팅이 안 된 제품이 소비자들에게 유리하다.

프로바이오틱스 섭취 가이드

유산균 분말 제품과 발효유 제품의 차이

우리나라에서는 유산균하면 먼저 떠오르는 것이 발효유이다. 유산균 중 하나인 발효유는 우유나 동물의 젖을 발효시켜 만드는 것으로, 특히 농경보다 목축을 주로 하는 사막지역, 고산지대에서 발달했는데 분말 형태의 우유를 만들었던 이유는 우유가 생산되지 않는 겨울철을 나기 위해서이다. 우유가 많이 나는 계절에 발효유를 건조시켜 분말로 만들어 두었다가 필요할 때 섭취하는 것이다. 사막지역과 고산지역은 대체로 건조하기 때문에 발효유를 분말로 만들기도 쉬웠다. 이런 방법이 현재 유산균 분말 제품의 시작이다.

이 유산균 분말 제품을 만들기 위해서는 유산균수가 많아야 한다. 우유보다는 유산균이 잘 자라는 효모 추출물과 유산균이 좋아하는 당, 미네랄 등을 혼합하여 만든 **배지**에 유산균을 키우면 쉽게 더 많이 만들 수 있다. 지금의 유산균 분말 제품들은 이렇게 조제된 배지에 배양한 후 유산균만 따로 모아 동결 건조하여 만든다. 이렇게 만든 유산균 제품을 복용하면 유산균 한 캡슐만 복용해도 유산균 음료를 한 병 먹는 것 이상의 유산균을 복용할 수 있다.

최근에는 유당불내증이 있어 우유를 먹지 못하는 사람이나 채식주의자들과 같이 우유 대신 두유를 먹는 사람들이 늘어나면서 우유 대신 두유에 유산균을 배양한 발효두유를 먹는 사람들도 늘어나고 있다. 발효유나 발효두유, 그리고 유산균 분말 제품 모두 유산균을 먹을 수 있는 좋은 방법이다.

발효유 또는 발효두유는 우유나 콩에 들어있는 영양소와 함께 살아있는 생균을 먹을 수 있다는 장점이 있는 대신에, 제품의 특성상 장기간 보관하면서 먹을 수 없다는 단점이 있다. 또한 우유 단백에 알러지가 있는 사람들은 발효유를 먹을 수 없다. 발효두유도 마찬가지로 콩단백에 알러지가 있는 사람들은 섭취에 주의해야 한다.

유산균 분말 제품은 발효유에 비해 오랫동안 보관하면서 한꺼번에 많은 유산균을 먹을 수 있으며, 휴대가 간편하고 먹기 편하다는 장점이 있다. 또한 한 번에 섭취하는 양이 적고 칼로리가 낮아 다이어트를 하면서 유산균을 섭취하려는 사람들에게는 발효유보다 유산균 분말 제품이 더 좋을 수 있다.

특히 발효유 제품의 경우 유산균의 발효로 인한 맛의 변화 때문에 고기능성 유산균이나 비피더스균의 사용에 제약이 있는 반면, 유산균 분말 제품의 경우 원하는 고기능성 유산균들을 얼마든지 이용할 수 있어 효과가 더 뛰어난 경우가 많다.

[용어설명]

배지 – 미생물을 배양하기 위해 영양분을 포함한 배양액 또는 고체

하루에 먹는 유산균은 어느 정도가 적당할까?

유산균은 우리가 먹는 밥처럼 아주 오랜 옛날부터 전통적으로 먹어온 식품이다.

밥도 많이 먹으면 고지혈증, 비만, 더 나아가서는 당뇨병과 같은 부작용이 있을 수 있다. 그러나 대부분의 사람이 밥의 부작용에 대해서 걱정하지 않는 것처럼 유산균도 부작용에 대해서는 걱정할 필요가 거의 없다.

유산균은 밥보다는 부작용이 더 있을 수 있지만, 안전한 유산균이라는 전제만 단다면 큰 문제가 되지 않는다. 세계식량기구(FAO)에서는 락토바실러스(Lactobacillus) 속과 비피도박테리움(Bifidobacterium) 속 유산균을 다른 유산균에 비해 가장 안전한 유산균으로 분류하고 있다. 이런 유산균들은 지금까지 특별한 부작용이 보고된 것이 없다.

그러면 유산균을 얼마나 섭취하는 것이 가장 좋을까? 이에 대한 질문의 답은 어떤 효과를 기대하느냐에 따라 다를 수 있다.

한국 식품의약품안전처는 프로바이오틱스 제품의 일일 섭취량을 1억~100억개로 규정하고 있다. 유산균의 효능을 평가한 논문들을 살펴보면 대부분 사람을 대상으로 실험할 때 대체로 10~100억개 정도의 유산균을 섭취하도록 하는 경우가 많다. 특별한 유산균이 아니라면 하루에 10~100억개 정도의 유산균을 복용하는 것이 바람직한 셈이다.

그러면 그 이상은 효과가 없거나 부작용이 있을까? 유산균은 의약품들과 달리 부작용이 나타날 가능성은 희박하다. 만약 100억개를 훌쩍 뛰어넘는 1조개 정도 복용하면 어떨까? 유산균을 만드는 회사에서 1조개의 유산균을 함유한 제품을 만들기는 쉽지 않다. 게다가 이 정도의 제품을 만들려면 값도 너무 비싸진다. 이렇게 본다면 세계식량기구에서 권장하는 유산균은 일반적으로 먹을 수 있는 범위에서는 부작용이 거의 없는 셈이다.

우리가 섭취한 유산균은 얼마나 오래 장 속에 있을까?

살아있는 유산균을 먹으면 사람의 소화관에서 모두 살아있을까? 그렇지는 않다. 유산균은 기본적으로 젖산을 생산하는 미생물이라서 산이 있는 환경에서 잘 견디기는 하나 위산, 소화효소, 담즙산에 의해 죽는다. 그렇다고 모두 죽지는 않는다. 유산균의 종류 및 제품의 형태에 따라 차이는 있지만, 대체로 우리가 먹은 유산균의 10% 이상은 살아서 장까지 갈 수 있다.

이 살아있는 유산균들이 소화관에서 증식할 수 있을까? 위장과 소장상부(십이지장, 공장)에서는 유산균이 정착하여 살기가 쉽지 않지만, 회장 및 대장에서는 증식할 수 있다. 그러나 우유에서 자라듯이 빠르게 증식하지는 못한다. 이미 소화관에 서식하고 있는 장내세균들이 텃세를 부리기 때문이다. 그렇지만 유산균이 소화관에 머무르는 동안 서서히 증식하면서 소화관에 상주하고 있는 유해균들의 성장을 막고, 또 한편으로는 기존에 있던 유산균들의 성장을 도와 소화관의 환경을 좋게 만든다.

그러면 유산균을 먹으면 며칠 동안 살아남아 있을까? 기본적으로 유산균은 서서히 증식하면서 서서히 우리 몸 밖으로 빠져나간다. 아무리 **장 정착능**이 좋은 유산균이라고 할지라도, 사람 개개인의 장 속에 있는 고유한 장내세균들처럼 장내에 오래 정착해 있기가 쉽지 않기 때문이다. 유산균을 먹은 날로부터 48~72시간 후에는 급격하게 감소하여 4~5일이 지나면 대부분 장

[용어설명]

　장 정착능 - 소화관에 부착하여 서식하는 능력

밖으로 빠져나갔다고 생각하면 된다. 그러므로 유산균은 꾸준히 먹어주는 것이 바람직하다.

유산균은 언제 먹는 것이 좋을까?

많은 사람들이 유산균은 위산에 약하므로 공복에 먹는 것이 좋다고 말한다. 그러나 사람에게 공복 혹은 식후에 유산균을 투여하고 생존하는 유산균 수를 측정한 연구는 없다.

공복과 음식물을 먹었을 때 위 안의 pH를 비교해보면, 공복일 때가 pH는 낮지만 위산의 양은 적다. 음식물을 먹으면 많은 양의 위산이 분비되지만 음식물 때문에 pH는 더 낮아지기 때문이다. 음식물은 위에서 위산과 소화효소에 의해 소화 과정을 거치면서 1~2시간 가량을 머무른다. 그러므로 위산에 저항성이 없는 미생물들은 대부분 죽는다.

그렇다면 유산균은 식후에 먹으면 좋을까? 그렇지도 않다. 이때는 이미 위산을 분비하여 소화 중이기 때문에 위에 위산이 가득 들어 있다. 그래서 위에 유산균이 도착했을 때 위산의 영향을 받을 수 밖에 없다. 하지만 유산균에 따라 다르긴 하지만, 일반적으로 유산균들은 산에 내성을 갖고 있어 어느 정도는 견딜 수 있다.

그렇다면 같은 유산균을 공복과 식후 중 어느 때 복용해야 살아있는 균을 소장과 대장으로 많이 전달할 수 있을까? 저자는 늘 식후를 제안한다. 이미 소화액이 분비되어 위에 산이 많은 상태이기는 하지만, 음식물이 조금 있으면 소장으로 이동하기 때문에 그 전에 유산균을 먹으면 위산에 노출되는 시간이 적다. 게다가 음식물이 있으면 소화 찌꺼기들로 인해 그나마 유산균이 피해 있을 공간이 생기게 된다. 이런 이유로 식후 1~2시간 정도가 살아있는 유산균을 대장까지 전달하기에 가장 이상적이라고 생각하고 있다.

어떤 균을 고를까?

시판하고 있는 프로바이오틱스는 락토바실러스 애시도필러스균(Lactobacillus acidophilu)을 포함한 락토바실러스(Lactobacillus) 속 유산균, 비피도박테리움 롱검균(Bifidobacterium longum)을 포함한 비피도박테리움(Bifidobacterium) 속 유산균, 스트렙토콕코스 서모필러스균(Streptococcus thermophiles), 엔테로콕코스 패슘(Enterococcus faecium), 락토콕코스 락티스균(Lactococcus lactis) 등이 있다. 이 프로바이오틱스들은 대부분 정장작용 등 다양한 생리활성(약효)을 갖고 있지만, 모든 프로바이오틱스가 같은 효능을 갖고 있지는 않다.

프로바이오틱스에 따라 갖고 있는 생리활성으로는 설사 또는 변비 개선 작용, 항산화 작용, 항아토피 작용, 항비만 작용, 기억력 개선 등을 들 수 있다. 또한 같은 작용을 갖고 있다고 해도 그 효능의 정도는 다르다. 그러므로 지금 필요한 생리활성(효능)이 무엇인지를 가장 먼저 선택하고, 이어서 프로바이오틱스에 대한 연구 결과를 참고하여 결정하는 것이 바람직하다.

유산균의 종류를 결정하고 나면 마시는 음료 형태가 좋은지 아니면 유산균만 모은 캡슐제, 정제 등의 제형을 선택하는 것이 좋은지에 대해 고민하게 된다. 이때 선택 기준은 우유에 대한 부작용과 유산균 수이다. 음료 형태는 살아있는 생균을 복용하기는 쉽지만 유산균수가 부족할 수 있고, 우유에 대한 부작용(유당불내증: 우유보다는 적음)을 피할 수 없기 때문에 주의해야 한다.

특히 우리나라 사람들은 우유 섭취기간이 짧아 아직 우유를 소화시키는

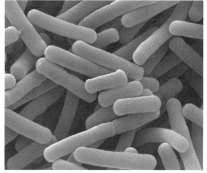

락토바실러스 브레비스
(Lactobacillus brevis)

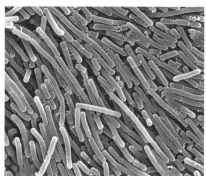

락토바실러스 애시도필러스
(Lactobacillus acidophilus)

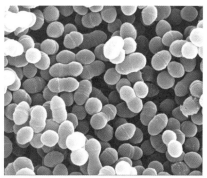

스트렙토콕코스 서모필러스
(Streptococcus thermophilus)

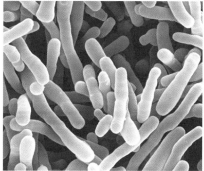

비피도박테리움 브레브
(Bifidobacterium breve)

능력이 떨어지는 편이므로 더욱 주의가 필요하다. 또한 음료 형태는 칼로리가 높다는 점도 단점이다.

캡슐제 형태로 복용하면 원하는 균 수를 복용하기는 쉽지만 복용 즉시 증식을 기대할 수는 없다. 소화관에 도달하여 적응하는 시간이 길게는 5~8시간 정도 필요하다.

프로바이오틱스와
프리바이오틱스

유산균과 함께 먹으면 도움이 되는 음식

유산균을 섭취할 때는 유산균이 소화관에서 최대한 오래 그 효과를 발휘할 수 있도록 해줄 필요가 있다. 그러기 위해서는 유산균이 싫어하는 음식물이나 약물 복용에 주의해야 한다.

유산균을 섭취할 때 유산균이 좋아하는 음식물을 먹으면 유산균의 증식과 효능을 높일 수 있다. 이렇게 장내세균 중 유익한 유산균 등을 증식시켜 소화관의 환경을 개선하는 물질을 프리바이오틱스라고 한다. 대표적인 프리바이오틱스 성분으로는 갈락토올리고당, 프락토올리고당, 락툴로스와 같은 난소화성올리고당, 폴리덱스트린, 이눌린과 같은 식이섬유 종류, 그리고 글루콘산 등이 있다. 이러한 올리고당류나 식이섬유와 같은 프리바이오틱스들은 대부분 식물성 음식들에 포함되어 있다. 다시 말하면 유산균들은 채식을 좋아하는 셈이다.

콩, 당근, 쑥, 돼지감자 등은 식이섬유와 올리고당의 함량이 높은 대표적인 프리바이오틱스 식품이다. 그러나 채식만 하다 보면 필수 아미노산인 트립토판, 리신, 리롤렌산 등의 영양소가 부족할 수 있으므로 주의할 필요가 있다.

이런 점을 일시에 해결하는 것이 발효식품이다. 프리바이오틱스와 유산균을 동시에 복용할 수 있기 때문이다. 보통 발효를 시켜먹는 식품에 프리바이오틱스의 함유량이 높다. 발효라는 것은 일반적으로 식품에 유산균과 같은 유익균을 증식시켜 유해균의 오염을 막으면서 오랫동안 식품을 보관하는 방법으로 발전시킨 기술이다. 아무래도 유산균의 증식이 잘 되는 재료여야 발효가 잘 되기 때문에, 프리바이오틱스의 함량이 높은 재료들이 자연스럽게 발효식품의 원료가 되었을 것이다.

그렇다면 반대로 유산균이 싫어하는 음식들은 어떤 게 있을까?

우선 첫 번째로 술을 들 수 있다. 살아있는 유산균은 10% 이하의 알코올에서도 잘 죽는다. 그러므로 유산균을 술과 함께 먹는 것은 좋지 않다. 술을 많이 먹으면 알코올 성분 때문에 장내세균군집이 많은 영향을 받을 수 밖에 없고, 장내 점막에도 염증이나 손상이 일어나게 된다. 술을 마시고 나서 그 다음날 설사를 하는 경우가 많은 것도 이 때문이다. 반대로 평소에 유산균을 꾸준히 먹어주면 장이 튼튼해져 술을 마셔도 숙취나 설사와 같은 증상이 덜할 수 있다.

두 번째로는 지방 함량이 높은 음식들이다. 유산균은 지방보다는 당류, 그것도 사람이 에너지원으로 사용하는 포도당이나 설탕 같은 단순 당이 아닌 소화하기 어려운 올리고당이나 식이섬유류를 좋아한다. 반면 유해한 장내세균들의 경우 지방이나 단백질과 같은 먹이를 선호한다. 그래서 지방 함량이 높은 음식을 많이 먹으면, 소화관 내의 유해균들에게만 맛있는 먹이를 주는 셈이 된다. 그런데 문제는 이 유해세균들의 숫자만 늘어나는 것이 아니라, 지방과 단백질을 분해해서 내독소(endotoxin)라는 장내독소를 만든다는 점이다. 이 장내 독소들은 장점막만 손상시키는 것이 아니라 발암물질로 작용하기도 하고, 전신을 돌아다니면서 간, 피부 등 신체 곳곳에 영향을 끼친다.

그렇다고 유산균을 위해 '고기'가 절대 금지인 것은 아니니 안심하자. 앞서 언급했듯이 채식만 하면 필수아미노산이 부족해질 수도 있기 때문에 적당히 균형 잡힌 식사를 하는 것이 바람직하다. 또한 유산균을 평소에 꾸준히 먹어왔다면 그만큼 장내세균군집이나 장의 건강을 튼튼하게 유지 해왔으므로 일시적인 유해세균의 증식은 금방 제어가 될 수 있다. 오히려 육식으로 인해 소화관에 유해한 장내세균의 증식이 활발해지는 것을 유산균을 섭취함으로써 억제할 수 있으므로 그 효과가 더욱 발휘될 수도 있다.

장내세균군집을 건강하게 유지해주는 식습관

소화관에 살고 있는 유익한 작용을 하는 장내세균들은 평소에 우리의 건강을 잘 관리하고 있다. 그러나 소화관에 살고 있는 유해한 작용을 하는 장내세균들이 호시탐탐 세력을 넓히려고 기회를 엿보고 있다. 소화관에서 유익균이 우위를 점하면 숙주의 건강을 잘 지킬 수 있지만, 만약 유해균이 유익균을 넘어서게 되면 소화관 건강에 적신호가 켜진다. 이런 과정이 반복되면 비만, 대장염, 알러지, 천식, 정신질환 등이 발생할 수 있다. 장내세균의 균형을 깨는 요소로는 음식, 스트레스, 약물 복용(특히 항생제), 유전 인자 등이 있다. 이중에서 유전 인자는 바꿀 수 없다. 그나마 관리가 가능한 것이 바로 음식, 항생제 복용, 스트레스이다.

식이는 가능하면 소화관에 도움을 주는 채식을 하고, 항생제 복용을 최소화 하도록 의사와 상담하며, 스트레스를 잘 관리하는 것이 바람직하다. 나아가 유익균 증식에 도움을 주는 프로바이오틱스 또는 발효식품을 섭취하는 것이 좋다.

최근에 나오는 유산균제제들 중에는 프로바이오틱스와 함께 올리고당이나 식이섬유와 같은 프리바이오틱스 성분들을 함께 배합한 제품들이 있다. 이러한 제품들을 선택한다면 장내세균군집을 건강하게 유지하는데 좀 더 도움이 될 수 있다.

체험 사례 1

복용자 정보: 50대(여), 가정주부 / 60대(여), 자영업

어머님께선 약 30년간 경도의 변비 증상을 가지고 계셨습니다. 보통 대변을 주 2회 정도 보셨으며, 잔변감으로 인해 약간의 불쾌감이 느껴지는 때가 많았지만, 병원에서 치료할 정도는 아니라고 여기시어 여러 가지 민간 요법 및 기타 건강보조식품만을 간간히 이용하셨습니다.

그러던 중 제가 회사에 입사하고 어머니의 건강에 도움이 될 수 있으면 하는 마음에 어머님께 유산균 제품을 한 박스를 사다 드렸습니다.

결과는 예상보다 훨씬 뛰어났습니다. 어머님께서 일주일간 유산균 제품을 하루 두 포씩 꾸준히 복용하시더니 바로 효과를 보기 시작하셨다고 합니다.

일단 배변 횟수가 전보다 확실히 늘어나서 요새는 못해도 이틀에 한 번씩은 꼭 대변을 보신다고 하며, 특히 전에는 육류 섭취를 할 때마다 밤에 심한 변비에 시달리곤 했는데(어머님께선 담낭에 질환이 있으시어 육류 소화 기능이 매우 좋지 못하심), 아무리 다량의 육류를 드신 후라도 유산균 한 포를 드시면 불쾌감도 없고 변도 아주 잘 본다고 말씀하셨습니다.

이렇게 어머님께서 한 달을 드시고 좋은 효과를 보시더니, 문득 저희 둘째 이모님이 떠오르셨다고 합니다. 이모님의 증상을 말하자면 한마디로 쉽게 찾아볼 수 없는 극악성 변비증이라고 합니다. 보통 1주일에 대변을 1번 보시면 많이 보신 것이고, 심하면 보름 동안 한번도 대변을 못 보신 경우도 많으시다 하며, 돌처럼 변이 석화되어 장내에 돌아다니는 게 느껴질 정도로 시달리고 계셨다고 합니다. 늘 수면 부족에 시달리셨고 고통도 이만 저만이 아니라고 하셨습니다.

약을 처방해 먹어보아도 효과는 그때뿐이고, 다른 그 어떤 방법을 쓰더라도 큰 효과를 못 보셨다고 합니다.

그런데 이모님도 어머님과 마찬가지로 유산균 제품을 하루 두 포씩 복용하신 후부터는 생활에 아주 큰 변화가 일어나셨다고 합니다.

복용 1주 후부터 점차 배변이 편해지기 시작하더니, 전에는 1주일에 1번 고통스럽게 가던 화장실을 요샌 이틀에 한번씩 굉장히 편안하게 다녀오신다 하시고, 배변 장애로 인한 불쾌감이 사라져서 항상 숙면을 취하실 수 있게 되셨다 합니다.

또 비만 체형을 가지고 계셨는데 복용 한 후부터는 확실히 몸도 가벼워지고 지방 감량에도 도움이 된 것이 느껴진다 하시며, 체질 개선에도 효과가 있다고 칭찬을 하셨습니다.

지금은 두 분 다 6개월 분량을 한꺼번에 주문하시어 꾸준히 복용 중이십니다. 이모님은 개인 사업을 운영 중이신데, 출장 일정 때문에 복용을 며칠 거르기라도 하면 바로 차이를 느끼실 수 있다 하시면서 눈 닿는 곳에다 조금씩 나눠 두어 항시 잊지 않고 복용할 수 있도록 하신다고 합니다.

체험 사례 2

복용자 정보: 50대(남), 자영업

장이 건강해야 면역력이 좋아진다는 슬로건과 함께 유산균이 건강의 키워드라는 것을 요즈음은 누구나 아는 일반상식이지만 10년 전만 하더라도 건강의 대세는 비타민이 차지했었고 유산균은 김치나 된장 등 음식으로도 충분하다고 생각하고 무시했었다. 뿐만 아니라 당시의 유산균 제품은 단위

그램당 10~20억 마리 정도가 고작이었고 복합유산균 제품이 흔하지도 않던 시절이었다.

2008년 당시 50대 초반으로 보험중개업에 종사하고 있던 나는 고질적인 변비와 하루 종일 시도 때도 없이 참기 어려운 가려움증으로 대인관계 기피증까지 생겨 재택근무를 할 수밖에 없던 상황이었다. 평균 2일에 한번 힘들게 해결하는 배변으로 겪는 스트레스와 하루 종일 불쾌감은 겪어보지 않은 사람은 알기 힘든 고통이다. 과도한 스트레스와 과음, 흡연, 불규칙적인 식습관 등이 원인이라는 의사의 진단을 계속 받았었지만 이미 체질화된 잘못된 습관과 직업의 특성상 의사의 충고대로 절주와 금연, 식생활 개선 등 규칙적인 생활로 바꾸기가 쉽지 않았다.

 2007년 말 정기 검사 때는 대장내시경 중 용종이 너무 많이 발견되어 용종 제거를 위해 별도로 다시 한 번 대장내시경 시술을 하기도 했고, 이미 심한 변비로 치질 수술을 두 번씩이나 받았던 터에 매년 대장내시경 검사를 해야만 한다는 의사의 경고에 건강 염려증까지 생기게 되었다.

아무튼, 나의 건강의 틀을 바꾸어준 유산균 제품을 처음 만난 것은 2008년 여름쯤으로 내가 변비와 가려움증으로 고생한다는 것을 알게 된 아내의 절친이 보내준 선물로 유산균과의 인연이 시작되었다.

처음 선물을 받고 한 포당 300억 마리의 복합유산균으로 장까지 살아가는 유산균 제품이란 설명서와 변비에 대단히 좋다는 아내의 친구 경험담을 신뢰하고 하루도 안 빠지며 열심히 먹었다. 불과 2~3일 정도 복용한 결과 내 몸은 마치 건강의 여신을 만난 것처럼 변비 증세가 사라지는 놀라운 경험을 하게 되었고, 아침마다 보는 순조로운 배변은 행복감 그 자체였다.

그리고 의사의 충고대로 잘못된 생활을 개선하기 위해 노력하며 유산균 제품을 5개월 정도 복용한 2008년 말 다시 내시경검사를 하니 작은 용종 4개만 발견되었고 의사로부터 정상이란 판정을 받았고 가려움증도 상당히 개선되었다.

비록 금연과 절주는 못하고 있지만, 7년간 유산균을 꾸준히 복용하며 식생활 개선과 규칙적인 운동을 하고 있는 현재는 변비와 가려움증뿐 아니라 건강 염려증으로부터도 완전 해방되었다.

체험 사례 3

복용자 정보: 8개월(여)

아기가 피부가 워낙 예민해서 태열도 심하게 있었고 5개월 경 침을 흘리기 시작하더니 입 주위와 목둘레에 화상 입은 것처럼 새빨갛고 오돌도톨하고 거칠게 변했었어요. 긁어대느라 잠도 못 자고 늘 상처투성이었지요. 소아과에서 처방 받아서 2~3일에 한번씩 발라야 잠을 잘 정도로 힘들었었어요. 좋다는 거 이것저것 사다 써봐도 소용이 없더라고요.

그러다 이유식을 시작하면서 변비가 와서 유산균을 먹이려고 알아보다 유산균이 면역력에 좋다는 걸 알게 되었어요. 처음에는 반신반의하는 마음으로 먹이기 시작했어요. 신랑도 변비를 비싸게 고치는 것 아니냐는 식으로 못 미더워했고요.

그런데 유산균을 먹인지 열흘 정도 지나자 빨갛던 피부와 발진이 많이 가라앉았습니다. 물론 보습은 열심히 해주고 있어요. 유산균 먹인지 한 달도 안되어 정말 많이 깨끗해졌어요.

체험사례 4

복용자 정보: 30대(여), 가정주부

저는 화장실을 3일에 한 번 정도 갈까 말까 한 변비에, 화장실에 한 번 가면 10분은 기본, 그리고 변비 증상과 더불어 밀가루 음식이나 기름진 음식을 먹으면 바로 설사를 하는 그런 체질이었습니다. 그리고 출산 후에는 설사가 잦아지고, 복통도 심했어요. 게다가 변을 보고 난 후에는 치질로 인해 고통도 심했습니다.

그런데 유산균을 섭취한 이후로 하루에 한 번씩 꼬박꼬박 대변을 보고 대변을 보고 나면 개운한 느낌이 듭니다. 그리고 밀가루 음식만 먹으면 설사를 하던 증상도 사라졌어요.

유산균 섭취 전에는 소리도 요란하고 지독하던 방귀 냄새도, 유산균 섭취 후에는 소리는 여전하지만 냄새는 심하지 않네요.

체험사례 5

복용자 정보: 10대(여), 학생

고등학생인 딸아이가 장이 안 좋아 하루 종일 앉아있어야 하는 학교생활을 너무 힘들어했습니다.

항상 배에 가스가 차서 더부룩하고 쿡쿡 찌르듯 아프다며 단단해진 배를 부여잡고 울기도 많이 했습니다. 게다가 변도 시원하게 보지 못하여 계속 화장실을 들락거리며 괴로워했습니다.

과민성대장증후군이란 진단을 받았지만 특별한 약도 없고 기능성 요구르트를 먹여도 별 효과가 없었습니다. 그러던 중, 지인으로부터 유산균 제품을 소개받고 반신반의하며 먹여보니 점점 아이는 속이 편해지고 부어 오른

배가 가라앉았다며 좋아라 했습니다. 이제는 화장실도 규칙적으로 가고 쾌변을 볼 수 있어 너무 좋다고 합니다.

체험사례 6

복용자 정보: 50대(여), 가정주부

학업스트레스였을까요? 저는 중고등학교 시절부터 음식만 먹으면 소화불량으로 고생했습니다. 여성임에도 불구하고 트림이 시도 때도 없이 나왔고, 잘 체하는 체질이었던 것 같습니다. 때문에 저는 속에 좋다는 발효유를 꽤나 많이 먹었습니다.

집에서도 직접 요구르트를 만들어 먹기도 하였습니다. 하지만 심리적 편안함을 종종 느끼긴 했어도 근본적으로 제 위장은 큰 변화가 없었습니다. 그러던 중 7년 전 C사의 유산균 제품(당시로는 드물게 보던 스틱형 유산균제였음)을 접하면서 제 몸에 변화가 일기 시작하였습니다. 한 달 정도 지속적으로 복용하니까 변비, 설사, 더부룩증, 트림, 체증이 많이 개선된 것입니다. 무엇보다도 배변이 원활하여 장이 편안해짐을 느낄 수 있었습니다.

또 한가지, 제 장기 중에 가장 취약했던 부분이 '신장' 이었습니다. 노폐물을 걸러내는 신장의 기능이 약하다 보니 단백뇨가 많이 나왔고, 병원에 입원하는 사례도 많았습니다. 한방에서는 아예 고기를 먹지 못하게 하였습니다. 그러나 유산균을 먹기 시작한 이후로 언제부턴가 신장 때문에 병원에 가는 일이 없어졌습니다. 장 건강, 신장 건강이 회복됨은 물론 철마다 겪은 비염, 알레르기, 기침, 감기 등 잔병치레도 거의 없어졌습니다.

지금은 유산균 전도사가 되어 저처럼 건강을 잃은 많은 분들께 유산균을 소개하고 치유 효과를 간접 경험하면서 보람을 느끼고 있습니다.

건스, 건건, 건투

평균 연령 백세를 바라보는 시대, 꿈만 같은 이야기가 현실이 되었다.

오래 산다는 생각 뒤에는 항상 건강이 있다. "재물을 잃는 것은 조금 잃는 것이요, 명예를 잃는 것은 많이 잃는 것이다, 건강을 잃는 것은 전부를 잃는 것이다"라는 말도 있지 않은가.

그럼에도 불구하고 우리는 건강의 소중함을 망각한 채 산다. 물과 공기의 소중함을 모르며 살다가 부족해지면 그 가치를 깨닫듯이, 건강을 잃었을 때 비로소 소중함을 느끼게 되는 것이다. 한평생 돈과 명예에 집착하며 살다가 덜컥 큰 병에 걸리게 되면 그동안 쌓아 올린 돈과 명예가 물거품이 되고 마니, 그 인생이 얼마나 허망한 것인가! 때문에 우리는 평소 건강관리에 만전을 기해야 한다.

건강관리의 원칙을 다음 세 가지로 정리해 보았다.

첫째, 건스 — 건강은 스스로 지켜라!

알 수 없는 것이 미래다. 예측할 수 없어 더욱 불안한 삶을 사는 게 인간의 숙명이다. 때문에 누구나 다가오는 미래에 대해서는 겁을 먹는다. 특히 질병과 죽음에 대한 공포는 어마어마하다. 그러므로 몸에 이상이 생겼을 때, 의사나 약사 등 전문가들에게 의존하는 것은 당연한 일이다. 그러나 의존이 심해지면 문제가 된다.

감기의 경우를 예로 들어보자.

감기는 사람에게 나타나는 가장 흔한 급성질환 중 하나이다. 재채기, 콧물, 기침, 미열, 두통, 코막힘 및 근육통과 같은 증상이 나타나지만 대개는 특별한 치료 없이도 저절로 치유된다. 하지만 병의원 내방 환자의 25%가 감기 환자이고, 전국민 의료비의 20%가 감기로 인해 지출될 만큼 엄청난 사회적 질환이기도 하다.

감기는 바이러스로 인해 감염되므로 특별한 치료법이 없다. 단지 증상을 완화할 목적으로 항생제, 진해제, 거담제, 항히스타민제가 처방되는 것이다.

때문에 감기에 걸렸을 때, 무턱대고 병원을 찾는 것보다는 내가 왜 감기에 걸렸는지 원인을 찾는 자세가 중요하다. 감기에 걸렸다는 것은 잘못된 생활 습관이나 영양 불균형으로 인해 면역력이 떨어졌다는 증거이다. 면역력이란 '자연치유력'이라 불리는 내부의 의사나 다름없다. 이 면역력을 키우는 노력을 등한시 한 채 증상만을 완화하는 치료를 선택하는 것은 또 다른 부작용을 일으킬 수도 있다.

가령 항생제를 오래 복용하게 되면 유익한 장내세균의 생태계가 타격을 입어 균형 잡힌 면역시스템을 잃게 된다. 보온과 휴식 그리고 영양 공급이면 충분할 것을 오히려 전신건강에 악영향을 미치는 역효과를 초래하게 되는 것이다. '벼룩 잡으려다 초가삼간 태운다'는 옛 속담이 떠오르는 대목이다.

감기뿐만 아니라 모든 질병에는 그 원인이 있다. 그 원인을 찾아 개선하려는 노력보다 환부를 도려내는데 치중한다면 더 큰 대가를 치러야 할지 모른다.

자신의 건강을 어디에 맡기겠다고 마음 먹는 일에는 신중을 기해야만 한다. 물론 의사나 약사 등 전문가들을 무시하라는 얘기가 아니다. 그들의 진단과 조언을 귀담아 듣되, 내 몸은 내가 책임진다는 생각을 갖고 내 몸에 내재하는 자연치유력이란 힘을 믿고 건강관리를 해야 한다.

건강은 스스로 지키자!

둘째, 건건 — 건강은 건강할 때 지켜라!

우리는 눈부시게 발전하는 과학 만능의 시대에 살고 있다. 의술은 나날이 발전하고 의학장비도 감탄할 정도로 진화를 거듭하고 있다. 건강과 웰빙에 대한 관심이 고조되면서 평균 수명도 많이 늘어났다. 그럼에도 불구하고 많은 사람들이 질병으로 고통을 받고 있고, 환자의 수도 줄어드는 것 같지 않다. 무엇이 문제일까?

아이러니한 얘기지만 그 원인 역시 물질문명에 있다. 인간은 자연을 잘 활용하여 삶의 수준을 향상시켜 왔다. 그러나 지나친 자연 훼손이 생태계 파괴와 공해 배출이라는 부작용을 낳았고, 그 결과 열악한 환경으로부터 건강을 위협받게 되었다. 질병을 고치기 위해 개발된 의약품의 오남용 역시 심각한 문제이다. 항생제는 내성 때문에 더 이상 듣지 않게 되었고, 약의 부작용 때문에 많은 현대인들이 고통 받고 있다.

병을 빨리 잘 치료하는 것은 아주 중요하다. 그러나 더 중요한 것은 예방이다.

한 번 병이 나면 그 치료를 위해 얼마나 많은 노력이 필요 한가. 또 얼마나 많은 경제적 손실을 감수해야 하는가. 심각한 질환은 가정의 파괴는 물론 사회적 혼란을 초래하기에 더욱 그렇다.

최근 예방의학의 중요성이 날로 높아지고 있다. 조기진단시스템이 개발되고, 건강검진은 필수다. 체질에 맞는 건강 식품을 택해 꾸준히 복용하는 습관도 중요한 세상이 되었다.

당연히 치료중심 의학을 지향해 온 의료계가 예방의학으로 방향을 돌릴 수 밖에 없다. 치료중심의 의료제도는 고비용, 저효율의 구조가 될 수 밖에 없기 때문이다.

예를 들면 비만을 예방하기 위한 노력들은 성인병 예방으로 이어져 건강을 증진시키는 동시에 의료비도 손쉽게 줄일 수 있다.

탄산음료의 섭취를 줄이면 비만 예방에 직접적으로 도움을 주고, 금연을 하면 폐암이나 심장병, 각종 폐질환을 예방하는데 큰 도움이 되면서 자연스럽게 의료비를 절약할 수 있다. 또 콘돔이나 성병예방 기구를 사용하도록 교육하면 에이즈 등 치명적 성병을 예방할 수 있고 결과적으로 의료비 감소로 이어진다.

식습관의 변화 역시 예방의학의 중요한 한 부분이다.

세포는 생명현상이 일어나는 기본단위이며 세포의 구성은 음식으로 이루어진다. 세포의 기능과 건강은 전적으로 그것을 구성하는 재료인 음식에 달려있다고 볼 수 있다. 때문에 세포의 건강에 악영향을 주는 패스트푸드, 인스턴트식품, 온갖 화학물질로 범벅이 된 가공식품 등은 멀리해야만 한다.

균형 잡힌 식단, 적당한 운동, 충분한 수면 등이 건강관리에 기본이라는 것은 누구나 알고 있는 사실이다.

평소 건강관리에 소홀하여 덜컥 큰 병이라도 걸리게 되면 그때는 이미 늦었다. 호미로 막을 것을 가래로도 막을 수 없는 경우이기 때문이다. 건강은 건강할 때 지키자!

셋째, 건투 — 건강에 아낌없이 투자를!

놀랍게도 우리 몸에서는 매일 1,000여개 이상의 암세포가 만들어진다고 한다. 그럼에도 불구하고 모두가 다 암에 걸리는 것은 아니다. 왜일까?

그 키를 쥐고 있는 것이 바로 우리 몸의 면역력이다. 면역력은 생물이 외적 위험으로부터 스스로를 지키기 위한 자연치유 능력을 일컫는다. 우리 몸에 침입한 독소나 병원체 등을 없애주는 것이다. 또한 면역력은 돌연변이로 인해 생긴 암세포조차 발견 즉시 제거해버린다. 따라서 하루에만 천여개의 암세포가 생길지라도 암에 걸리지 않는 것이다. 만약 이 면역력이 문제가 생겼다면 어떨까?

바이러스, 박테리아, 세균, 독소 등의 침입에 속수무책으로 당할 수 밖에 없다. 면역력의 약화는 불치병인 암뿐 아니라 감기, 알러지, 당뇨, 고혈압, 결핵 등 온갖 질병을 가져온다. 그래서 면역력은 내 몸의 의사요, 수호천사요, 건강의 키워드가 되는 것이다.

건강하게 오래 살려면 이 면역력을 최고의 상태로 유지하는데 많은 투자를 해야 한다. 우선 면역력을 떨어뜨리는 요인을 살펴보고 개선책을 찾아야 한다. 스트레스는 면역력 저하의 주범이라고 말할 수 있다. 스트레스를 받으면 우리 몸에서 그에 대응하기 위해 '코티솔'이란 호르몬이 분비된다. 적당량의 코티솔은 우리 몸을 보호하는 작용을 하지만 장기간 많은 양의 코티솔

이 분비되면 정상적인 세포활동까지 막는 작용이 있어 면역기능을 저하시키게 된다.

수면부족 역시 면역력을 저하시킨다. 잠자는 동안 뇌에서 '멜라토닌'이란 호르몬이 분비되는데, 이 호르몬이 인체의 면역력을 높여주는 것으로 알려져 있다. 따라서 수면습관이 나쁘거나 잠이 부족할 경우 우리 몸의 면역력이 떨어져 각종 질병의 원인이 된다.

잘 알려진 대로 담배 역시 면역력 저하의 주범이다. 담배연기 속에는 4,800가지의 화학물질과 발암성분이 들어있다. 이 중 100여종의 화학물질은 정상세포를 공격해 지치게 만들어 면역기능에 악영향을 준다. 이와 같이 우리 몸의 면역력은 생활습관에 따라 크게 좌우된다. 평소 절도 있는 생활과 올바른 식생활 원칙만 잘 지켜도 면역력을 높일 수 있는 것이다.

특히 식습관은 면역력 형성에 중요한 요소이다. 편식, 지나친 가공식품 및 패스트푸드의 섭취, 고지방 식단 등은 면역력 약화의 치명적인 원인이 된다. 평소 균형 잡힌 식생활과 체질에 맞는 건강보조식품을 꾸준히 복용하는 습관을 갖추는 것이야말로 내 몸의 면역력을 증강시키는 가장 손쉬운 방법이다.

인간의 수명은 계속 늘어 100세 시대를 눈 앞에 두고 있다. 중국 공자(孔子) 시대의 평균 수명은 38세에 불과하였으니, 두 배 정도 수명이 늘어난 셈이다. 그러나 은퇴연령은 점점 짧아지고 있으니, 은퇴 후 긴 세월을 질병에 시달리며 보낸다면 정말 공포스러운 일이 아닐 수 없다. 오래 사는 것이 중요하나 더 중요한 것은 건강하게 사는 것이다. 하고 싶은 일을 자유롭게 하지 못하고 노후를 병마와 싸우며 산다면 과연 좋은 삶일까?

경제적인 것에 치우친 노후준비는 편식이나 다름 없다. 돈을 모으기 위해 열심히 일만 하다가는 건강과 돈 두 가지를 다 잃게 된다. 늙어서도 돈을 벌 수 있는 건강한 몸을 만드는 것에 미리 투자해야 해야 하는 이유이다.

건강에 아낌없이 투자하자!

■ 참고문헌

강태진. 유산균의 효능과 이용. Biowave 11(7) 〈2009〉
권중구 외. 과민성 장증후군 치료에 관한 임상진료지침. Korean J. Gastroenterol. 57(2) 〈2011〉
김동현. 유산균이 내몸을 살린다. 한언. 2007년
김동현 한명주. 장내세균과 유산균의 효능. 효일(도). 2005년
김동현. 김치와 신기한 발효과학. 지경사. 2012년
Ahrne S. and Hagslatt ML. Effect of lactobacilli on paracellular permeability in the gut. Nutrients 3(1) 〈2011〉
Ahola AJ., Korpela R. et al. Short-term consumption of probiotic-containing cheese and its effect on dental caries risk factors. Arch. Oral Biol. 47(11) 〈2002〉
Ait-Belgnaoui A., Theodorou V. et al. Prevention of gut leakiness by a probiotic treatment leads to attenuated HPA response to an acute psychological stress in rats. Psychoneuroendocrinology. 37(11) 〈2012〉
Azad MB. And Kozyrskyj AL. Perinnatial programming of asthma : the role of gut microbiota. Clin. Dev. Immunol. 3 〈2012〉
Bai AP. And Ouyang Q. Probiotics and inflammatory bowel diseases. Postgrand Med. J. 82(968) 〈2006〉
Berggren A., Onning G. et al. Randomised, double-blind and placebo-controlled study using new probiotic lactobacilli for strengthening the body immune defence against viral infections. Eur. J. Nutr. 50(3) 〈2011〉
Boutron MC., Quipourt V. et al. Calcium, phosphorus, vitamin D, dairy productis and colorectal carcinogenesis : a French case-control study. Br. J. Cancer. 74(1) 〈1996〉
Carlos Ricardo Soccol, Vanete Tomaz-Soccol et al. The potential of probiotics : a review. Food Technol.Biotechnol. 48(4) 〈2010〉
Chae CS, Im SH. Et al. Prophylactic effect of probiotics on the development of experimental autoimmune myasthenia gravis. PLoS One. 7(12) 〈2012〉
Charles Vanderpool, Brent Polk et al. Mechanisms of probiotic action : Implications for therapeutic applications in inflammatory bowel diseases. Inflamm. Bowel Dis. 14 〈2008〉
Ciorba MA. A gastroenterlogist's guide to probiotics. Clin. Gastroenterol. Hepatol. 10(9) 〈2012〉
Ciorba MA., Stenson WF. Et al. Lactobacillus probiotic protects intestinal epithelium from radiation injury in a TLR-2/cyclo-oxygenase-2-dependent manner. Gut 61(6) 〈2012〉
Coccorullo P., Annamaria Staiano et al. Lactobacillus reuteri (DSM 17938) in infants with functional chronic constipation : a double-blind, randomized, placebo-controlled study. J. Pediatr. 157(4) 〈2010〉
Cong Dai, Li-Juan Jiang et al. Probiotics and irritable bowel syndrome. World J. Gastroenterol. 19(36) 〈2013〉
Corridoni D., Pizarro TT. Et al. Probiotic bacteria regulate intestinal epithelial permeability in experimen-

tal ileitis by a TNF−dependent mechanism. 7(7) 〈2012〉

De Vrese M., Schrezenmeir J. et al. Probiotic bacteria stimulate virus−specific neutralizing antibodies following a booster polio vaccination. Eur.J. Nutr. 44(7) 〈2005〉

De Vrese M., Schrezenmeir J. et al. Effect of Lactobacillus gasseri PA 16/8, Bifidobacterium longum SP 07/3, B.bifidum MF 20/5 on common cold episodes : a double blind, randomized, controlled trial. Clin. Nutr. 24(4) 〈2005〉

Gabriela Perdigon, Aida A. Pesce de Ruiz Holgado et al. Effect of perorally administered Lactobacilli on macrophage activation in mice. Infection and Immunity 53(2) 〈1986〉

Geoffrey A. Preidis, James Versalovic et al. Probiotics, enteric and diarrheal diseases, and global health. Gastroenterology 140(1) 〈2011〉

Gupta V. and Garg R. Probiotics. Indian J. Med. Microbiol.27(3) 〈2009〉

Hatakka K., Korpela R. et al. Effect of long term consumption of probiotic milk on infections in children attending day care centres : double blind, randomized trial. BMJ. 322 〈2001〉

M. Hell, E. Claassen et al. Probiotics in Clostridium difficile infection : reviewing the need for a multi−strain probiotic. Benef. Microbes. 4(1) 〈2013〉

Ho−Keun Kwon, Sin−Hyeog Im et al. Generation of regulatory dendritic cells and CD4+Foxp3+ T cells by probiotics administration suppresses immune disorders. PNAS 107(5) 〈2010〉

Hoveyda N., Glasziou P. et al. A systematic review and meta−analysis : probiotics in the treatment of irritable bowel syndrome. BMC Gastroenterol. 9(15) 〈2009〉

Hui−Young Lee, Jae−Hak Park et al. Human originated bacteria, Lactobacillus rhamnosus PL60, pro−duce conjugated linoleic acid and show anti−obesity effects in diet−induced obese mice. Biochim. Biophys. Acta. 1761(7) 〈2006〉

Imani Fooladi AA., Alavian SM. Et al. Probiotic as a novel treatment strategy against liver disease. Hepat. Mon. 13(2) 〈2013〉

Jae−Seon So, Sin−Hyeog Im et al. Lactobacillus casei potentiates induction of oral tolerance in exper−imental arthritis. Molecular immunology 46 〈2008〉

John K. Dibaise, Bruce E. Rittmann et al. Gut microbiota and its possible relationship with obesity. Mayo. Clin. Proc. 83(4) 〈2008〉

Joseph Rafter. The effects of probiotics on colon cancer development. Nutrition Research Reviews. 17 〈2004〉

Julia B. Ewaschuk, Karen L. Madsen et al. Bioproduction of conjugated linoleic acid by probiotic bac−teria occurs in Vitro and In vivo in mice. J. Nutr. 136 〈2006〉

Kalavathy Ramasamy, Abu Bakar Abdul Majeed et al. Hypocholesterolaemic effects of probiotics. 〈2012〉

Kang EJ., Ji YJ. Et al. The effect of probiotics on prevention of common cold : ameta−analysis of ran−domized controlled trial studies. Korean J. Fam. Med. 34(1) 〈2013〉

K.Naydenov, T.Vlaykova et al. Probiotics and diabetes mellitus. Trakia J. Sci. 10(1) 〈2012〉

Lamiki P., Marotta F. et al. Probiotics in diverticular disease of the colon : an open label study. J. Gstrointestin Liver Dis. 19(1) 〈2009〉

Lamprecht M. and Franuwallner A. Exercise, intestinal barrier dysfunction and probiotic supplementa−tion. Med. Sport Sci. 59 〈2012〉

Lay−Gaik Oui and Min−Tze Liong. Cholesterol−lowering effects of probiotics and prebiotics : A review of in Vivo and in Vitro finding. Int. J. Mol. Sci. 11 〈2011〉

Lever GJ., Ouwehand AC. Et al. Probiotic effects on cold and influenza−like symptom incidence and duration on children. Pediatrics. 124(2) 〈2009〉

Li−Chuan Chuang, Shiao−Yu Lin et al. Probiotic Lactobacillus paracasei effect on cariogenic bacterial flora. Clin. Oral. Invest. 15(4) 〈2011〉

Mach T. Clinical usefulness of probiotics in inflammatory bowel diseases. J. Physiol. Pharmacol. 57(9) 〈2006〉

Mack DR. Probiotics in inflammatory bowel diseases and associated conditions. Nutrients. 3(2) 〈2011〉

Mahida YR and Rolfe VE. Host−bacterial interactions in inflammatory bowel disease. Clin Sci.(Lond)

107(4) 〈2004〉

Matricardi PM. 99th Dahlem conference on infection, inflammation and chronic inflammatory disorders : controversial aspects of the 'hygiene hypotheis'. Clin. Exp. Immunol. 160(1) 〈2010〉

Ma YY., Li YM. Et al. Effects of probiotics on nonalcoholic fatty liver disesase : a meta-analysis. World J. Gastroenterol. 19(40) 〈2013〉

Mollenbrink M. and Brunckschen E. Treatment of chronic constipation with physiologic Escherichia coli bacteria. Results of a clinical study of the effectiveness and tolerance of microbiological therapy with the E.coli Nissle 1917 strain (Mutaflor). Med. Klin.(Munich) 89(11) 〈1994〉

Momir Mikov, Svetlana Golocorbin-Kon et al. Potentials and limitaitions of bile acids and probiotics in diabetes mellitus. 〈2011〉

Nag Jin Choi, Soo Hyun Chung et al. Utilization of monolinolein as a substrate for conjugated linoleic acid production by Bifidobacterium breve LMC520 of human neonatal origin. J. Agric. Food Chem. 56 〈2008〉

Nanne Bloksma, J.M.Willers et al. Adjuvanticity of lactobacilli : I. Differential effects of viable and killed bacteria. Clin. Exp. Immunol. 37 〈1979〉

O' Hara AM. And Shanahan F. Mechanisms of action of probiotics in intestinal diseases. Scientific World J. 7 〈2007〉

Ouwehand AC. Antiallergic effectis of probiotics. J. Nutr. 137(3) 〈2007〉

Ouwehand AC., Lsolauri E. et al. Specific probiotics alleviate allergic rhinitis during the birchpollen season. World J. Gastroenterol. 15(26) 〈2009〉

Ozdermir O. Various effects of different probiotic strains in allergic disorders : an update from laboratory and clinical data. Clin. Exp. Immunol. 160(3) 〈2010〉

Park HG., Kim YJ. Et al. Production of conjugated linoleic acid (CLA) by Bifidobacterium breve LMC520 and its compatibility with CLA-producing rumen bacteria. J. Agric. Food. Chem. 59(3) 〈2011〉

Pelucchi C., La Vecchia C. et al. Probiotics supplementation during pregnancy or infancy for the prevention of atopic dermatitis : a meta-analysis. Epidemiology. 23(3) 〈2012〉

Peters RK., Mack TM. et al. Diet and colon cancer in Los Angeles County, Califormia. Cancer Causes Control. 3(5) 〈1992〉

Pikina AP., Korshumov VM. Et al. Effect of bifidobacteria and lactobacillus and antibiotics in combination with common gnotobiological isolation on the survival of mice with acute radiation sickness. ZJ Mikrobiol. Epidemiol. Immunobiol. 6 〈2000〉

Pineda Mde L., Reid G. et al. A randomized, double-blinded, placebo-controlled pilot study of probiotics in active rheumatoid arthritis. Med. Sci. Monit. 17(6) 〈2011〉

Pinzone MR., Nunnari G. et al. Microbial translocation in chronic liver disease. Int. J. Microbiol. 〈2012〉

Rerksuppaphol S. and Rerksuppaphol L. Randomized controlled trial of probiotics to reduce common cold in schoolchildren. Pediatr Int. 54(5) 〈2012〉

Rial D. Rolfe. The Role of probiotic cultures in the control of gastrointestinal health. J.Nutr.130 〈2000〉

Riina Kekkonen. Immunomodulatory effects of probiotic bacteria in healthy adults. 〈2008〉

S.E.Gilliland, C.Maxwell et al. Assimilation of cholesterol by Lactobacillus acidophilus. Appl. Environmental Microbiol. 49(2) 〈1985〉

S.-E. Jang, D.-H. Kim et al. Lactobacillus brevis G-101 ameliorates colitis in mice by inhibiting NF-κB, MAPK and AKT pathways and by polarizing M1 macrophages to M2-like macrophages. J. Applied Microbiol. 〈2013〉

S.-E. Jang, D.-H. Kim et al. Lactobacillus brevis G101 inhibits the absorption of monosodium glutamate in mice. J. Microbiol. Biotechnol. 24(11) 〈2014〉

S.-E. Jang, D.-H. Kim et al. Lactobacillus plantarum CLP-0611 ameliorates colitis in mice by polarizing M1 to M2-like macrophages. Inter. Immunopharmacol. 21 〈2014〉

Sekine K., Hashimoto Y. et al. A new morphologically characterized cell wall preparation (whole peptidoglycan) from Bifiobacterium infantis with a higher efficacy on the regression of an established tumor in mice. Cancer Res. 45(3) 〈1985〉

Senapati A. The surgeon's view. Dig Dis. 30(1) 〈2012〉

Singh J., Reddy BS et al. Bifidobacterium longum, a lactic acid-producing intestinal bacterium inhibits colon cancer and modulates the intermediate biomarkers of colon carcinogenesis. Carcinogenesis 18(4) 〈1997〉

Stecksen-Blicks C., Twetman S. et al. Effect of long-term consumption of milk supplemented with probiotic lactobacilli and fluoride on dental caries and general health in preschool children : a cluster-randomized study. Caries Res. 43(5) 〈2009〉

Szajewska H. and Mrukowicz JZ. Probiotics in the treatment and prevention of acute infectious diarrhea in infants and children : a systematic review of published randomized, double-blind, placebo-controlled trials. J.Pediatr. Gastroenterol Nutr. 33(2) 〈2001〉

Timko J. Effect of probiotics on the fecal microflora after radiotherapy : a pilot study. Indian J. Pathol. Microbiol. 56(1) 〈2013〉

Twetman S. and Stecksen-Blicks C. Probiotics and oral health effects in children. Int. J. Paediatr. Dent. 18(1) 〈2008〉

Vanderhoof JA. And Mitmesser SH. Probiotics in the management of children with allergy and other disorders of intestinal inflammation. Benef. Microbes. 1(4) 〈2010〉

White JA. Probiotics and their use in diverticulitis. J. Clin. Gastroenterol. 40(3) 〈2006〉

Xiong Ma, Zhiping Li et al. Probiotics improve high fat diet-induced hepatic steatosis and insulin resistance by increasing hepatic NKT cells. J. Hepatol. 49(5) 〈2008〉

Yeung CY., Lee HC. Et al. In vitro prevention of salmonella lipopolysaccharide-induced damages in epithelial barrier function by various lactobacillus strains. Gastroenterol Res. Pract. 〈2013〉

Yoo J., Boushey HA. Microbial manipulation of immune function for asthma prevention : inferences from clinical trials. Proc. Am. Thorac Soc. 4(3) 〈2007〉

Yuanmin Zhu., Howard A. Young et al. Gut microbiota and probiotics in colon tumorigenesis. Cancer Lett. 309(2) 〈2011〉

Zhou YK., Liu ZH. Et al. Effects of Lactobacillus plantarum on gut barrier function in experimental obstructive jaundice. World J. gastroenterol. 18(30) 〈2012〉

Zoppi G. et al. The intestinal ecosystem in chronic functional constipation. Acta Paediatr. 87(8) 〈1998〉